《标幽赋》集注

集注

李磊◎校注

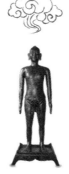

长江出版传媒 湖北科学技术出版社

图书在版编目（CIP）数据

《标幽赋》集注 / 李磊校注 . —武汉：湖北科学
技术出版社，2019.9（2023.10 重印）
ISBN 978-7-5706-0712-9

Ⅰ . ①标… Ⅱ . ①李… Ⅲ . ①针灸疗法－方歌
②《标幽赋》－注释 Ⅳ . ① R245

中国版本图书馆 CIP 数据核字（2019）第 119244 号

内容提要

元代窦默的《标幽赋》是针灸歌赋的名篇，历代注解者不乏其人，但见仁见智，各家所注颇有不同，释义亦多有与赋文原意相违之处。本书以《标幽赋》原文为据，逐句作释，每句下集列各家注文，详加评析，以求能够阐明赋文奥旨。本书可供针灸专业师生及针灸爱好者参考。

《标幽赋》集注　BIAOYOUFU JIZHU

责任编辑：李　青　　　　　　　　　　　　　　封面设计：胡　博

出版发行：湖北科学技术出版社
地　　址：武汉市雄楚大街 268 号（湖北出版文化城 B 座 13—14 层）
电　　话：027-87679468　　　　　　　　　　邮　　编：430070

印　　刷：武汉中科兴业印务有限公司　　　　　邮　　编：430071

880×1230　　　1/32　　　4.5 印张　　　1 插页　　　83 千字
2019 年 9 月第 1 版　　　　　　　　　　2023 年 10 月第 5 次印刷
定　　价：32.00 元

校 注 说 明

1. 本书《标幽赋》赋文所用底本为台北故宫博物院所藏明成化癸巳罗氏竹坪书堂刊本。

2. 本书采摭载录《标幽赋》的历代医著,对《标幽赋》原文进行了逐字参校。

3. 本书参照赋文,就辞论辞,依文解义,对《标幽赋》原文进行了详细注释。

4. 历代注解《标幽赋》的医著,经查共有五家,即元代王国瑞的《扁鹊神应针灸玉龙经》、明代徐凤的《针灸大全》、明代杨继洲的《针灸大成》、明代吴昆的《针方六集》和清代李学川的《针灸逢源》。本书将《标幽赋》原文分句排列,每句下集引各家旧解,详加评析,指点得失,以求能够阐明赋文本来面目。

5. 赋文原文、各家注文及本书校注所引文献中的古今字、通假字、异体字、俗体字,除特别者外,一律改为现今通行的简体字。

目　　录

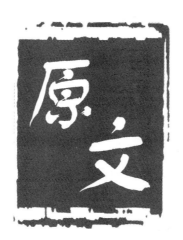

原文

标 幽 赋

元·窦默

拯救之法，妙用者针。察岁时于天道，定形气于予心。春、夏、瘦而刺浅，秋、冬、肥而刺深。不穷经络阴阳，多逢刺禁；既论脏腑虚实，须向经寻。

原夫起自中焦，水初下漏。太阴为始，至厥阴而方终；穴出云门，抵期门而最后。正经十二，别络走三百余支；正侧偃伏，气血有六百余候。手、足三阳，手走头而头走足；手、足三阴，足走腹而胸走手。要识迎随，须明逆顺。

况乎阴阳气血，多少为最。厥阴、太阳，少气多血；太阴、少阴，少血多气。而又气多血少者，少阳之分；气盛血多者，阳明之位。先详多少之宜，次察应至之气。轻、滑、慢而未来，沉、涩、紧而已至。既至也，量寒热而留疾；未至者，据虚实而候气。气之至也，若鱼吞钩饵之浮沈；气未至也，似闲处幽堂之深邃。气速至而效速，气迟至而不治。

观乎九针之法，毫针最微；七星上①应，众穴主持。本形金也，有蠲邪扶正之道；短长水也，有决疑开滞之机。定刺象木，或斜或正；口藏比火，进阳补羸。循机扪塞以象土②，实应五行而可知。然是一寸③六分，包含妙理；虽细拟于毫发，同贯多岐。可平五脏之寒热，能调六腑之虚实。拘挛闭塞，遣八邪而去矣；寒热痛痹，开四关而已之。

凡刺者，使本神朝而后入；既刺也，使本神定而气随。神不朝而勿刺，神已定而可施。定脚处，取气血为主意；下手处，认水木是根基。天、地、人三才也，**涌泉**同**璇玑**、**百会**；上、中、下三部也，**大包**与**天枢**、**地机**。阳跷、阳维并督脉，主肩背、腰腿在表之病；阴跷、阴维、任、带、冲，去心腹、胁肋在里之疑。二陵、二跷、二交，似续而交五大；**两间**、**两商**、**两井**，相依而列两支。

足见取穴之法，必有分寸；先审自意，次观肉分。或伸屈而得之，或平直而安定。在阳部筋骨之侧，陷下为真；在阴分郄腘之间，动脉相应。取五穴用一穴而必端，取三经使

---

①上：原作"可"。据《普济方》《针灸聚英》《医统大全》《针灸大成》《针方六集》《针灸逢源》改。按毫针在古代九针中排行第七，上应于北斗七星。见《灵枢·九针论》。

②循机扪塞以象土：此七字原作"循机扪而可塞以象土"九字。据《针灸聚英》《类经附翼》改，以和下句相对仗。

③寸：原作"十"。据《玉龙经》《医统大全》《医学纲目》《针方六集》《类经附翼》改。按《灵枢·九针论》："七曰'毫针'，取法于毫毛；长一寸六分，主寒热痛痹在络者也。"

一经而可正。头部与肩部详分，督脉与任脉易①定。明标与本，论刺深刺浅之经；住痛移疼，取相交相贯之径。

岂不闻脏腑病，而求门、海、俞、募之微；经络滞，而求原、别、交、会之道。更穷四根、三结，依标本而刺无不痊；但用八法、五门，分主客而针无不效。八脉始终连八会，本是纪纲；十二经络十二原，是为枢要。一日刺六十六穴之法，方见幽微；一时取十二经之原，始知要妙。

原夫补泻之法，非呼吸而在手指；速效之功，要交正而识本经。交经缪刺，左有病而右畔取；泻络远针，头有病而脚上针。巨刺与缪刺各异，微针与妙刺相通。观部分而知经络之虚实，视沉浮而辨脏腑之寒温。

且夫先令针耀，而虑针损；次藏口内，而欲针温。目无外视，手如握虎；心无内慕，如待贵人。左手重而多②按，欲令气散；右手轻而徐入，不痛之因。空心、恐怯，直、立、侧而多晕；背目、沈掐，坐、卧、平而没昏。

推于十干、十变，知孔穴之开阖；论其五行、五脏，察日时之旺衰。伏如横弩，应若发机。**阴交、阳别**而定血晕，**阴跷、阴维**而下胎衣。痹、厥、偏枯，迎随俾经络接续；漏、崩、带下，温补使气血依归。静以久留，停针候之。必

---

①易：原作"异"。《针灸聚英》"异"字下注云："一作'易'。"《针灸大全》《医统大全》《针灸大成》《类经附翼》《针灸逢源》均作"易"，兹据改。

②多：原作"勿"。据《玉龙经》《普济方》《针灸大全》《针灸聚英》《医统大全》《针灸大成》《类经附翼》《针灸逢源》改。

准者，取照海治喉中之闭塞；端的处，用**大钟**治心内之呆痴。

大抵疼痛实泻，痒麻虚补。体重节痛而俞居，心下痞满而井主。心胀、咽痛，针**太冲**而必除；脾冷①、胃疼，泻**公孙**而立愈。胸满、腹痛刺**内关**，胁疼、肋痛针飞虎。筋挛、骨痛而补**魂门**，体热、劳嗽而泻**魄户**。头风、头痛，刺**申脉**与**金门**；眼痒、眼疼，泻**光明**与**地五**②。泻**阴郄**止盗汗，治小儿骨蒸；刺**偏历**利小便，医大人水蛊。中风**环跳**而宜刺，虚损**天枢**而可取。

由是午前卯后，太阴生而疾温；离左酉南，月朔死③而速冷。循、扪、弹、怒，留、吸、母以坚长；爪、下、伸、提，疾、呼、子而嘘短。动、退、空、歇，迎、夺、右而泻凉；推、内、进、搓，随、济、左而补暖。

慎之！大患、危疾，色脉不顺而莫针；寒、热、风、阴、饥、饱、醉、劳而切忌。望不补而晦不泻，弦不夺而朔不济。精其心而穷其法，无灸艾而坏其皮④；正其理而求其

---

①冷：原作"痛"。据《普济方》《针灸大全》《针灸聚英》《医统大全》《针灸大成》《针灸逢源》改。

②地五：原作"第五"。据《普济方》《针灸大全》《针灸聚英》《针灸大成》《针灸逢源》改。

③月朔死：原作"月死朔"。据《玉龙经》《普济方》《针灸聚英》《医统大全》《针灸大成》《类经附翼》《针灸逢源》改。

④无灸艾而坏其皮：原作"无究艾而怀其肝"。据《玉龙经》《普济方》《针灸大全》《针灸大成》《针灸逢源》改。

原，免投针而失其位。避灸处而和四肢，四十有九；禁刺处而除六俞①，二②十有二。

抑又闻高皇抱疾未③差，李氏刺**巨阙**而得苏；太子暴死为厥，越人针**维会**而复醒。**肩井**、**曲池**，甄权刺臂痛而复射；**悬钟**、**环跳**，华佗刺躄足而立行。秋夫针**腰俞**而鬼免沉疴，王纂针**交俞**而妖精立出。刺**肝俞**与**命门**，使瞽士视秋毫之末；取**少阳**与**交别**，俾聋夫听夏蚋之声。

嗟夫！去圣逾远，此道渐坠。或不得意而散其学，或衒其能而犯禁忌。愚庸志④浅，难契于玄言；至道幽深，得之者有几？偶述斯言，不敢示诸明达者焉，庶几乎童蒙之心启。

---

①俞：原作"愈"。据《玉龙经》《普济方》《针灸大全》《针灸聚英》《针灸大成》《类经附翼》《针灸逢源》改。

②二：原作"三"。据《普济方》《针灸大全》《针灸聚英》《医统大全》《类经附翼》《针灸逢源》改。

③未：原作"来"。据《玉龙经》《针灸大全》《针灸聚英》《医统大全》《针灸大成》《针方六集》改。

④志：原作"忘"。据《玉龙经》改。

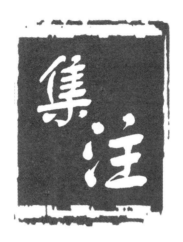

标 幽 赋

原文

标幽赋①

集注

吴昆注②："标，榜③也，犹表章④也。针之为道，玄微渊奥⑤，故曰'幽'。"

---

①标幽赋：元代医家窦默所撰的针灸名赋之一。窦默，字子声；初名杰，字汉卿。河北肥乡人。窦默曾撰有《针经》《指南》二书，但均已不传。1311年，元代医家窦桂芳将《针经》《指南》二书参合校订后改名为《针经指南》，收入《针灸四书》中，刻梓刊行。其中载有此赋，题为《针经标幽赋》，意为采用辞赋的形式以表述《针经》中的深奥内容。《针经》即窦默所著之《针经》，原书已佚，后人转载此赋时多略去《针经》二字。标，标明；显现。幽，隐秘；隐微。赋，文体之一。是韵文和散文的综合体，讲究词藻、对偶、用韵。《针灸大全》作"标由赋"。由，通"幽"。

②吴昆注：吴昆，明代医家，字山甫，号鹤皋山人，安徽歙县人，撰有《医方考》《脉语》《内经素问吴注》《针方六集》等医著。《标幽赋》吴昆注文见于《针方六集》卷二。

③榜：标示；告示。

④表章：即"表彰"。显扬；表明。

⑤玄微渊奥：深奥玄妙。玄微，幽深微妙。渊奥，深奥。

原文

拯救^①之法，妙用者针^②。

集注

徐凤注^③："夫今人愈疾，岂离于医治^④？劫病之功，莫妙于针刺。故《经》云^⑤：'拘^⑥于鬼神者，不可与言至德^⑦；恶^⑧于针石^⑨者，不可与言至巧^⑩。'正此之谓也。"

杨继洲注^⑪："劫病之功，莫捷于针灸。故《素问》诸书，为之首载；缓、和、扁、华^⑫，俱以此称神医^⑬。盖一

---

①拯救：挽救；救助。这里指治病救人。

②妙用者针：针刺有神妙的效用。用，用处；功能。

③徐凤注：徐凤，明代医家，字廷瑞，江西弋阳人，撰有《针灸大全》。《标幽赋》徐凤注文见于《针灸大全》卷二。

④医治：治疗。

⑤故《经》云：按以下引文出自《素问·五脏别论》。

⑥拘：拘泥；固执。

⑦至德：最高的道德。医道广大，救死扶伤，是谓"至德"。

⑧恶（wù，务）：讨厌；厌恶。

⑨针石：针和砭石。

⑩至巧：至精的技巧。针术精微，补虚泻实，是谓"至巧"。

⑪杨继洲注：杨继洲，明代医家，名济时，浙江衢县人，撰有《针灸大成》。《标幽赋》杨继洲注文见于《针灸大成》卷二。

⑫缓、和、扁、华：缓，医缓；和，医和；扁，扁鹊；华，华佗。均为古代名医。

⑬神医：医术精妙的人。

针中穴①，病者应手而起②，诚医家之所先也③。近世此科几于④绝传，良⑤为可叹！《经》云：'拘于鬼神者，不可与言至德；恶于砭石者，不可与言至巧。'此之谓也。又语云⑥：'一针、二灸、三服药。'则针灸为妙用可知。业医者⑦，奈之何不亟讲乎⑧?"

吴昆注："上古神良之医⑨，针为先务⑩。末世⑪失其传，故莫⑫知其妙。窦氏妙之⑬，其所得者深矣。"

原文

察岁时⑭于天道⑮，定形气⑯于予心。

---

①一针中（zhòng，众）穴：一旦用针刺中穴位。中，刺中。

②应手而起：随手而愈。指疗效迅速。起，痊愈。

③诚医家之所先也：确实是医生最为推崇的治法。先，尊崇；重视。

④几于：近于；几乎。

⑤良：很；甚。

⑥又语云：以下引文出处不详。语，指俗话、谚语或古书中的语句。

⑦业医者：以医生为职业的人。业，以……为业；从事于。

⑧奈之何不亟讲乎：怎么能不赶快研究呢？奈之何，即"如之何"。亟，疾速。与"缓慢"相对。讲，研究；讲习。

⑨神良之医：即神医和良医。

⑩先务：首要的事务。

⑪末世：后世；后代。

⑫莫：副词。表示否定。不；不能。

⑬窦氏妙之：指窦汉卿的《标幽赋》彰显了针灸的精微奥妙之处。妙，用作动词。之，指示代词。

⑭岁时：指一年的四季变化。

⑮天道：指自然界的运动变化规律。

⑯形气：指病人的形体肥瘦和功能状态。

集 注

徐凤注："夫人身十二经、三百六十节①，以应一岁十二月、三百六十日。岁时者，春暖、夏热、秋凉、冬寒，此四时之正气②。苟或③春应暖而反寒，夏应热而反凉，秋应凉而反热，冬应寒而反暖，是故④'冬伤于寒，春必温病；春伤于风，夏必飧泄⑤；夏伤于暑，秋必痎疟⑥；秋伤于湿，上逆而咳。'岐伯曰⑦：'凡刺之法，必候日月星辰、四时八正⑧之气，气定⑨乃刺焉。是故天温日明，则人血淖液⑩而卫气浮，故血易泻，气易行；天寒日阴，则人血凝泣⑪而卫气沉，故血难泻，气难行⑫。月始生，则气血⑬始精⑭，卫气始

①节：穴位。

②正气：正常的气候。

③苟或：假如；如果。

④是故：因此；所以。按以下引文出自《素问·阴阳应象大论》，与原文略有差异。

⑤飧（sūn，孙）泄：完谷不化的泄泻。

⑥痎（jié，皆）疟：疟疾的通称。

⑦岐伯曰：按以下引文出自《素问·八正神明论》，与原文略有差异。

⑧八正：指立春、立夏、立秋、立冬、春分、秋分、夏至、冬至八个节气。马莳《黄帝内经素问注证发微》注："八正者，八节之正气也。四立、二分、二至，曰'八正'。"

⑨气定：确定天地之气的变化。吴昆《内经素问吴注》注："气定，定其所宜也。"

⑩淖（nào，闹）液：即淖泽。滑润流畅。

⑪凝泣：凝滞不畅。泣，通"涩"。

⑫故血难泻，气难行：按《素问·八正神明论》无此七字。

⑬气血：《素问·八正神明论》作"血气"。下句同。

⑭精：灵活；流利。

行；月廓①满，则气血实，肌肉坚；月廓空，则肌肉减②，经络虚，卫气去③，形独居④。是以因天时而调血气也⑤。天寒无刺，天温无灸⑥；月生无泻，月满无补，月廓空无治。是谓"得天时而调之"⑦。若曰⑧月生而泻，是谓"脏虚⑨"；月满而补，血气扬溢⑩，络有留血⑪，名曰"重实⑫"；月廓空而治，是谓"乱经⑬"。阴阳相错，真邪不别，沉以留

---

①月廓：月轮。指月亮的轮廓、形状。

②肌肉减：肌肉消瘦。减，减少；减弱。

③去：虚衰。杨上善《太素》卷二十四天忌注："经脉之内，阴气随月皆虚；经络之外，卫之阳气亦随月虚，故称为'去'，非无卫气也。"

④形独居：只有形骸独存。杨上善《太素》卷二十四天忌注："形独居者，血气与卫虽去，形骸恒在，故曰'独居'。"

⑤是以因天时而调血气也：所以要顺应天时的变化来调理气血。是以，因此；所以。因，适应；顺应。

⑥天温无灸：徐凤所引不确。按《素问·八正神明论》作"天温无疑"。疑，疑而不决。杨上善《太素》卷二十四天忌注："天温血气淖泽，故可刺之，不须疑也。"

⑦是谓"得天时而调之"：《素问·八正神明论》作"是谓'得时而调之'"。

⑧若曰：《素问·八正神明论》作"故曰"。

⑨脏虚：使脏气虚弱。张介宾《类经》卷十九八正神明泻方补员注："虚其虚也。"森立之《素问考注》注："虚虚之弊，直令脏虚，故曰'脏虚'。"

⑩血气扬溢：血气满盛而流溢于外。

⑪留血：瘀血。吴昆《内经素问吴注》注："留血，留止瘀血也。"

⑫重（chóng，虫）实：实上加实。重，重复；再。张介宾《类经》卷十九八正神明泻方补员注："实其实也。"

⑬乱经：扰乱经脉气血。

止①，外虚内乱②，淫邪乃起③。'又曰④：'天有五运，金、水、木、火、土也；地有六气，风、寒、暑、湿、燥、热也。'学者必察斯焉。

《经》云⑤：'凡用针者，必先度⑥其形之肥瘦，以调其气之虚实。'实则泻之，虚则补之，以定其形气于我心矣。形盛脉细、少气不足以息⑦者危，形瘦脉大、胸中多气者死；形气相得⑧者生，不调者病，相失⑨者死。是故'色脉不顺而莫针'⑩。戒之！戒之！"

杨继洲注："夫人身十二经、三百六十节，以应一岁十二月、三百六十日。岁时者，春暖、夏热、秋凉、冬寒，此四时之正气。苟或春应暖而反寒，夏应热而反凉，秋应凉而反热，冬应寒而反暖，是故'冬伤于寒，春必温病；春伤于风，夏必飧泄；夏伤于暑，秋必痎疟；秋伤于湿，上逆而咳。'岐伯曰：'凡刺之法，必候日月星辰，四时八正之气，气定乃刺焉。是故天温日明，则人血淖液而卫气浮，故血易泻，气易行；天寒日阴，则人血凝泣而卫气沉。月始生，则

---

① 沉以留止：指邪气深伏体内，留止不去。以，而。

② 外虚内乱：指外部因卫气不足而经络空虚，内部因邪气相搏而正气紊乱。

③ 淫邪乃起：疾病因此产生。淫邪，指因邪气侵淫而导致的疾病。

④ 又曰：以下引文出处不详。

⑤ 《经》云：按以下引文出自《素问·三部九候论》。

⑥ 度（duó，夺）：量度；度量。

⑦ 少气不足以息：指呼吸急促。息，呼吸。

⑧ 相得：相配；相称。

⑨ 相失：不协调；不相称。

⑩ 色脉不顺而莫针：引自《标幽赋》第十三段。

气血始清①，卫气始行；月廓满，则气血实，肌肉坚；月廓空，则肌肉减，经络虚，卫气去，形独居。是以因天时而调血气也。天寒无刺，天温无灸②；月生无泻，月满无补，月廓空无治，是谓"得天时而调之"。若月生而泻，是谓"脏虚"；月满而补，血气扬溢，络有留血，名曰"重实"；月廓空而治，是谓"乱经"。阴阳相错，真邪不别，沉以留止，外虚内乱，淫邪乃起。'又曰：'天有五运，金、水、木、火、土也；地有六气，风、寒、暑、湿、燥、热也。'

《经》云：'凡用针者，必先度其形之肥瘦，以调其气之虚实。'实则泻之，虚则补之，必先定其血脉，而后调之。形盛脉细、少气不足以息者危，形瘦脉大、胸中多气者死；形气相得者生，不调者病，相失者死。是故"色脉不顺而莫针"，戒之！戒之！"

吴昆注："岁有五运六气③，时有主客加临④，皆当察

---

①清：字讹。当作"精"。

②天温无灸：沿袭徐注之误。按杨继洲注文多是转引徐注，以下相同者不另加注。

③五运六气：五运，木运、火运、土运、金运、水运的合称。即木、火、土、金、水五行之气在天地间的运行变化。六气，指风、热、湿、火、燥、寒六种气候。按五运六气即运气学说。通过观察每年运、气之间的生克承制关系，推测气象、气候的循环运动和失去平衡后对人体疾病发生、发展的影响，并根据运、气特点而制定相应的治疗原则和养生大法。

④主客加临：即客主加临。指每年轮转的客气加在固定的主气三之气上，其余五气亦依次相加。如客主之气相生，或客主同气，为相得；如客主之气相克，但客气克主气仍为相得；如客主之气相克，但主气克客气则为不相得。相得为顺为和，不相得为逆为病。

之，以审病原。形有厚薄、肥瘦、坚脆，气有长短、怯①壮、虚实，皆当定之于心，以施针治。"

原文

春、夏、瘦而刺浅，秋、冬、肥而刺深。

集注

徐凤注："《经》云②：'病有沉浮③，刺有浅深；各至④其理，无过其道⑤。过之则内伤，不及则外壅⑥，外壅则邪从⑦之。浅深不得⑧，反为大贼⑨，内伤⑩五脏，后生大病。'故曰⑪：'春病在毫毛腠理，夏病在皮肤。'⑫ 故春夏之人，

---

①怯：懦弱；虚弱。

②《经》云：按以下引文出自《素问·刺要论》，与原文略有差异。

③沉浮：即深浅。按《素问·刺要论》作"浮沉"。

④至：守。范登脉《黄帝内经素问校补》校："'至'读若侄。《广雅·释诂一》：'侄，坚也。'……引申为遵守。《集韵·至韵》：'侄，依也。'"

⑤无过其道：无，通"毋"。不；不要。过，超过；逾越。道，理。指浅深之刺的法则。张介宾《类经》卷二十二刺禁注："应浅不浅，应深不深，皆过其道也。"

⑥外壅：指气机壅滞于外。《素问·刺要论》此二字上有"生"字。

⑦从：跟随；伴随。

⑧得：适合；适当。

⑨反为大贼：反而造成大的危害。贼，害。马莳《黄帝内经素问注证发微》注："人之病有浅深，浮则刺当浅，故过于深者则内伤；沉则刺当深，故不及而浅者则外壅留邪，所以反为大害也。"

⑩伤：《素问·刺要论》作"动"。动，扰动；扰乱。

⑪故曰：按以下引文出自《灵枢·终始》，与原文有所差异。

⑫春病在毫毛腠理，夏病在皮肤：按《灵枢·终始》作"春气在毛，夏气在皮肤"。

阳气轻浮，肌肉瘦薄，血气未盛，宜刺之浅。'秋病在肌肉血脉，冬病在筋骨。'① 秋冬则阳气收藏，肌肉肥厚，血气充满，刺之宜深。又云②：'春刺十二井，夏刺十二荥，季夏刺十二俞，秋刺十二经，冬刺十二合，以配木、火、土、金、水。'理见《子午流注》。"

杨继洲注："《经》云：'病有沉浮，刺有浅深，各至其理，无过其道。过之则内伤，不及则外壅，壅则贼邪从之，浅深不得，反为大贼。内伤五脏，后生大病。'故曰：'春病在毫毛腠理，夏病在皮肤。'故春夏之人，阳气轻浮，肌肉瘦薄，血气未盛，宜刺之浅。'秋病在肉脉，冬病在筋骨。'秋冬则阳气收藏，肌肉肥厚，血气充满，刺之宜深。又云：'春刺十二井，夏刺十二荥，季夏刺十二俞，秋刺十二经，冬刺十二合，以配木、火、土、金、水。'理见《子午流注》。"

吴昆注："春夏气浮于表，故云'瘦'；秋冬气沉于里，故云'肥'。"③

---

①秋病在肌肉血脉，冬病在筋骨：按《灵枢·终始》作"秋气在分肉，冬气在筋骨"。

②又云：以下引文出处不详。按《难经·七十四难》："《经》言'春刺井，夏刺荥，季夏刺俞，秋刺经，冬刺合。'"《灵枢·顺气一日分为四时》则云："脏主冬，冬刺井；色主春，春刺荥；时主夏，夏刺输；音主长夏，长夏刺经；味主秋，秋刺合。"与《难经》所述五时选穴不同。

③春夏气浮于表，故云"瘦"；秋冬气沉于里，故云"肥"，按《难经·七十难》："《经》言'春夏刺浅，秋冬刺深'者，何谓也？然。春夏者，阳气在上，人气亦在上，故当浅取之；秋冬者，阳气在下，人气亦在下，故当深取之。"春夏阳气浮浅，故宜浅刺；秋冬阳气深沉，故宜深刺。而瘦人肉薄，自宜浅刺；肥人肉厚，自宜深刺。吴昆则称春夏气浮于表为"瘦"，称秋冬气沉于里为"肥"，释义无据。

李学川注①："春气在毛，夏气在皮，秋气在分肉②，冬气在骨髓。故春夏及瘦人皆刺浅，秋冬及肥人皆刺深。若有针入而气逆③者，失其浅深之宜也。"

原文

不穷④经络阴阳，多逢⑤刺禁⑥；既论脏腑虚实，须向经寻⑦。

集注

王国瑞注⑧："第一韵，专论针刺之当谨慎，不可造次⑨，须辨经络阴阳、脏腑虚实而行补泻也。"

徐凤注："经有十二：手太阴肺、少阴心、厥阴心包络、

---

①李学川注：李学川，清代医家，字三源，号邓尉山人，江苏吴县人，撰有《针灸逢源》。《标幽赋》李学川注文见于《针灸逢源》卷三。

②分肉：肌肉。肉有纹理，故亦称"分肉"。

③气逆：指晕针。

④穷：穷究。彻底推求。

⑤多逢：《针灸大全》作"须逢"。

⑥刺禁：针刺的禁忌。包括针刺部位的禁忌、针刺时机的禁忌和针刺手法的禁忌等等。《素问·刺禁论》《灵枢·五禁》都是讨论刺禁的专篇，而在《黄帝内经》的其他篇章中也有着大量有关刺禁的论述。

⑦既论脏腑虚实，须向经寻：已经辨别了脏腑虚实，就应该按经论治。既，已经。论，辨别；判定。

⑧王国瑞注：王国瑞，元代医家，字瑞庵，浙江兰溪人，撰有《扁鹊神应针灸玉龙经》。《标幽赋》王国瑞注文见于《扁鹊神应针灸玉龙经》中《注解标幽赋》一节。

⑨造次：轻率；随便。

太阳小肠、少阳三焦、阳明大肠、足太阴脾、少阴肾、厥阴肝、太阳膀胱、少阳胆、阳明胃也。络有十五[①]：肺络列缺、心络通里、心包络内关、小肠络支正、三焦络外关、大肠络偏历、脾络公孙、肾络大钟、肝络蠡沟、膀胱络飞扬、胆络光明、胃络丰隆、阴跷络照海、阳跷络申脉、脾之大络大包、督脉络长强、任脉络屏翳[②]也。阴阳者，天之阴阳，平旦[③]至日中，天之阳，阳中之阳也；日中至黄昏，天之阳，阳中之阴也；合夜[④]至鸡鸣[⑤]，天之阴，阴中之阴也；鸡鸣至平旦，天之阴，阴中之阳也。故人亦应之。夫言人之阴阳，则外为阳，内为阴；言身之阴阳，则背为阳，腹为阴；手足皆以赤、白肉[⑥]分之。言脏腑之阴阳，则五脏为阴，六

---

①络有十五：《灵枢·经脉》中把十二经脉的络脉、脾之大络、任脉之络和督脉之络称为十五络脉，《难经·二十六难》中则把十二经脉的络脉、脾之大络、阳跷之络和阴跷之络称为十五络脉。徐凤将任脉之络、督脉之络与阳跷之络、阴跷之络混合而论，下文中实际上列出了十七条络脉。

②屏翳：当作"尾翳"，系鸠尾穴的别名。"尾""屏"二字形近易讹。《灵枢·经脉》："任脉之别，名曰'尾翳'。下鸠尾，散于腹。"

③平旦：清晨。按古人将一昼夜的时间分为十二时段，即夜半、鸡鸣、平旦、日出、食时、隅中、日中、日昳（dié，迭）、晡时、日入、黄昏、人定。对应于十二地支记时，则夜半为子时、鸡鸣为丑时、平旦为寅时、日出为卯时、食时为辰时、隅中为巳时、日中为午时、日昳为未时、晡时为申时、日入为酉时、黄昏为戌时、人定为亥时。

④合夜：即"始夜"。指黄昏。说见清·于鬯《香草续校书》。

⑤鸡鸣：半夜。

⑥赤、白肉：赤肉和白肉。四肢的内侧肉色较白，称"白肉"；四肢的外侧肉色较深，称"赤肉"。

腑为阳。是以春夏之病在阳，秋冬之病在阴。皆视其所在，与施针石也。又言背为阳，阳中之阳，心也；阳中之阴，肺也。腹为阴，阴中之阴，肾也；阴中之阳，肝也；阴中之至阴，脾也。此皆阴阳、表里、内外、雌雄相输应①也，是以应天之阴阳。学者苟不明此经络阴阳升降、左右不同之理，如病在阳明，反攻厥阴；病在太阳，反和太阴；遂致贼邪未除，本气②受弊③，则有劳无功。禁刺之犯，可不勉④哉！

脏者，心、肝、脾、肺、肾也。腑者，胆、胃、大小肠、三焦、膀胱也。虚者，痒麻也。实者，肿痛也。脏腑居在内，经络行乎外。虚则补其母，实则泻其子。如心病虚，则补肝木，实则泻脾土。又且本经亦有子母，如心之虚，取少海穴以补之，实则取少府穴以泻之⑤。诸经皆然，并不离乎五行相生之理。"

杨继洲注："经有十二：手太阴肺、少阴心、厥阴心包络、太阳小肠、少阳三焦、阳明大肠、足太阴脾、少阴肾、厥阴肝、太阳膀胱、少阳胆、阳明胃也。络有十五：肺络列缺、心络通里、心包络内关、小肠络支正、三焦络外关、大

①相输应：即相变应。指一一对应。输，通"渝"。变更。

②本气：正气。

③弊：破损；败坏。

④勉：努力；尽力。此处有谨慎、戒惧之意。

⑤又且本经亦有子母，如心之虚，取少海穴以补之，实则取少府穴以泻之：按徐凤所释有误。心属火，虚证应补井木穴少冲，实证应泻输土穴神门，而少海穴为合水穴，少府穴为荥火穴，与心火之间均无子母相生关系。

肠络偏历、脾络公孙、肾络大钟、肝络蠡沟、膀胱络飞扬、胆络光明、胃络丰隆、阴跷络照海、阳跷络申脉、脾之大络大包、督脉络长强、任脉络尾翳也。阴阳者，天之阴阳，平旦至日中，天之阳，阳中之阳也；日中至黄昏，天之阳，阳中之阴也；合夜至鸡鸣，天之阴，阴中之阴也；鸡鸣至平旦，天之阴，阴中之阳也。故人亦应之。至于人身，外为阳，内为阴；背为阳，腹为阴；手足皆以赤、白肉分之。五脏为阴，六腑为阳；春夏之病在阳，秋冬之病在阴。背固为阳，阳中之阳，心也；阳中之阴，肺也。腹固为阴，阴中之阴，肾也；阴中之阳，肝也；阴中之至阴，脾也。此皆阴阳、表里、内外、雌雄相输应也，是以应天之阴阳。学者苟不明此经络阴阳升降，左右不同之理，如病在阴阳，反攻厥阴；病在太阳，反攻太阴；遂致贼邪未除，本气受敝①，则有劳无功，反犯禁刺。

欲知脏腑之虚实，必先诊其脉之盛衰，既知脉之盛衰，又必辨其经脉之上下。脏者，心、肝、脾、肺、肾也；腑者，胆、胃、大小肠、三焦、膀胱也。如脉之衰弱者，其气多虚，为痒、为麻也；脉之盛大者，其血多实，为肿、为痛也。然脏腑居位乎内，而经络播②行乎外，虚则补其母也，实则泻其子也。若心病，虚则补肝木也，实则泻脾土也。至于本经之中，而亦有子母焉。假如心之虚者，取本经少冲以

---

①敝：损坏；损害。
②播：散；布。

补之，少冲者，井木也，木能生火也；实取神门以泻之，神门者，俞土也，火能生土也。诸经莫不皆然，要之^①不离乎五行相生之理，当细思之！"

吴昆注："知病在经在络，为阴为阳，则万举万当；不明经络阴阳，妄施针治，则虚实失宜，刺家^②所禁。

知脏腑何者为虚，何者为实，各有所主经穴，宜寻其邪由^③，而施针治。"

原文

原夫^④起自中焦^⑤，水初下漏^⑥。

太阴为始，至厥阴而方终^⑦；穴出**云门**，抵**期门**而最后^⑧。

---

①要之：总之。

②刺家：针灸医生。家，用在名词后，构成名词性词组。表示类别。

③邪由：即病因。

④原夫：赋文中常用的发语辞，下文"况乎""观乎""且乎"等同此。原，推求；推究。

⑤起自中焦：十二经脉以肺经为始，肺经起于中焦。

⑥水初下漏：古代用漏壶计时，水初下漏，指开始计时。这里比喻人体气血开始流注。按《类经附翼》作"水下初漏"。

⑦太阴为始，至厥阴而方终：太阴，指手太阴肺经。厥阴，指足厥阴肝经。十二经脉的气血流注始于手太阴肺经，终于足厥阴肝经。

⑧穴出云门，抵期门而最后：云门，手太阴肺经的第二个穴位。期门，足厥阴肝经的最后一个穴位。因二穴穴名中均有"门"字，故赋文用来表示十二经脉中气血循行的开始和结束。

集 注

王国瑞注："第二韵，专明十二经脉常行之度。一日一周，自寅手太阴之脉，穴出云门也；至丑足厥阴之脉，穴出期门也，为终。周而复始循环，与滴漏①、天度②无差，号曰③'斗合人统'④也。"

徐凤注："此言平人气象⑤，气脉⑥行于十二经，一周为身，除任、督之外，计三百九十三穴⑦。一日一夜有百刻，分于十二时，每一时有八刻二分⑧，每一刻计六十分，一时共计五百分。每日寅时，太阴肺脉生自中焦中府穴，出于云门起，至少商穴止；卯时阳明大肠经，自商阳穴至迎香穴；辰时阳明胃经，自头维⑨至厉兑；巳时太阴脾经，自隐白至

---

①滴漏：即漏壶记时。

②天度：周天的度数。古代天文学划分周天区域的单位。

③号曰：称作。

④斗合人统：指人体内的气血流注与四时相应。斗，北斗七星。古代以北斗七星斗柄的运转作为确定季节的标准，北斗七星的斗柄每月迁移一个方位，斗柄指东，天下皆春；斗柄指南，天下皆夏；斗柄指西，天下皆秋；斗柄指北，天下皆冬。合，对应互协。统，统一。

⑤平人气象：正常人的脉象。平人，无病之人。《素问·平人气象论》："平人者，不病也。"王冰注："气象平调，故曰'平人'也。"气象，脉象。

⑥气脉：指经脉气血。

⑦三百九十三穴：数目有误。按《铜人腧穴针灸图经》及《十四经发挥》所载，十二经经穴总数实为303个。

⑧八刻二分：百刻除以十二，每一时辰应为八刻三分有余。

⑨头维：按《针灸大全》《针灸大成》等均以头维、厉兑二穴为足阳明胃经的起止穴。

大包；午时少阴心经，自极泉至少冲；未时太阳小肠经，自少泽至听宫；申时太阳膀胱经，自睛明至至阴；酉时少阴肾经，自涌泉至俞府；戌时心包络，自天池至中冲；亥时少阳三焦经，自关冲至禾髎[①]；子时少阳胆经，自瞳子髎至窍阴；丑时厥阴肝经，自大敦至期门而终。"

杨继洲注："此言人之气脉，行于十二经为一周，除任、督之外，计三百九十三穴[②]。一日一夜有百刻，分于十二时，每一时有八刻二分，每一刻计六十分，一时共计五百分。每日寅时，手太阴肺经生自中焦中府穴，出于云门起，至少商穴止；卯时手阳明大肠经，自商阳起至迎香止；辰时足阳明胃经，自头维至厉兑；巳时足太阴脾经，自隐白至大包；午时手太阴心经，自极泉至少冲；未时手太阳小肠经，自少泽至听宫；申时足太阳膀胱经，自睛明至至阴；酉时足少阴肾经，自涌泉至俞府；戌时手厥阴心包络经，自天池至中冲；亥时手少阳三焦经，自关冲至耳门[③]；子时足少阳胆经，自瞳子髎至窍阴；丑时足厥阴肝经，自大敦至期门而终。周而复始，与滴漏无差也。"

吴昆注："此略言经穴起止。"

李学川注："人之气脉周流，每日寅时从中焦肺经起，交至肝经期门穴而终。"

---

①禾髎：当作"和髎"。禾髎属手阳明大肠经经穴。又按《针灸大全》卷一转引《医经小学》的《周身经穴赋》，手少阳三焦经的起止穴当为关冲、耳门。

②三百九十三穴：沿袭徐注之误。按《针灸大成》所载十二经经穴总数实为308个。

③耳门：按《针灸大成》卷七，手少阳三焦经的起止穴为关冲、耳门二穴。

原文

正经十二，别络走三百余支①；正侧偃伏②，气血有六百余候③。

集注

王国瑞注："十二经络，督、任两经贯串三百六十余穴，以同日度④；并诸络、十二经、奇经八脉、皇络⑤、孙络、横络⑥、丝络⑦，未取尽名⑧。然不过一昼夜，脉行一万三千五百息，血行八百一十丈，一周而已矣⑨。背为阳，行于阴

---

①正经十二，别络走三百余支：正经十二，即十二经脉。别络，指穴位。三百余支，指十二经经穴的数目。

②正侧偃伏：指全身各部。正，仰卧。侧，侧卧。偃伏，伏卧。《普济方》《针灸聚英》《针灸大成》《针灸逢源》均作"正侧仰伏"。义同。

③气血有六百余候：气血，和上句"别络"二字相对应，亦指穴位。候，处；所。六百余候，指全身经穴的总数目。按清代李学川《针灸逢源》所载，十四经穴中单穴数为52个，双穴数为309个，合计全身经穴共有670处。《针方六集》"气血"作"气穴"。

④日度：太阳在黄道上的视运动度数。这里指一年的三百六十五日。

⑤皇络：大络。皇，大。

⑥横络：横行之络。

⑦丝络：义同孙络。指细小之络。

⑧未取尽名：指未完全罗列各种经络之名。

⑨然不过一昼夜，脉行一万三千五百息，血行八百一十丈，一周而已矣，按《难经·一难》："人一呼脉行三寸，一吸脉行三寸；呼吸定息，脉行六寸。人一日一夜，凡一万三千五百息，脉行五十度，周于身。"吕广注："人一息脉行六寸，十息脉行六尺，百息脉行六丈，千息六十丈，万息六百丈。一万三千五百息，合为八百一十丈为一周。阳脉出行二十五度，阴脉入行二十五度，合为五十度。"

俞；腹为阴，行于阳俞。总三百六十余穴，左右协助①，合穴六百余候。"

徐凤注："十二经者，即手、足三阴三阳之正经也。别络者，除十五络，又有横络、孙络，不知其纪②，散走于三百余支之脉也。

此言经经，或正或侧，或仰或覆③，而气血循行孔穴，一周于身，荣④行脉中三百余候，卫行脉外三百余候。"

杨继洲注："十二经者，即手、足三阴三阳之正经也。别络者，除十五络，又有横络、孙络，不知其纪，散走于三百余支脉也。

此言经经，或正或侧，或仰或伏，而气血循行孔穴，一周于身，荣行脉中三百余候，卫行脉外三百余候。"

吴昆注："此略言经穴之数。"

李学川注："各经有横络、孙络，散走三百余支脉。"

原文

手、足三阳，手走头而头走足；手、足三阴，足走腹而胸走手⑤。

---

①左右协助：指左右两侧穴位合计。协，汇集；汇合。助，增添；增加。

②不知其纪：不能确定它们的数目。纪，纪极。指限度。

③覆：通"伏"。指面向下、背朝上俯卧。

④荣：通"营"。指营气。

⑤手、足三阳，手走头而头走足；手、足三阴，足走腹而胸走手，按《灵枢·逆顺肥瘦》："黄帝曰：'脉行之逆顺奈何？'岐伯曰：'手之三阴，从脏走手；手之三阳，从手走头。足之三阳，从头走足；足之三阴，从足走腹。'"

集注

王国瑞注："手三阳，从手走至头；足三阳，从头走至足；足三阴，从足走至腹；手三阴，从胸走至手。《难经》所载明矣①。"

徐凤注："此言经络阴升阳降②、气血出入之机，男女无以异矣。"

杨继洲注："此言经络阴升阳降、气血出入之机，男女无以异。"

吴昆注："手之三阳，从手走至头；足之三阳，从头走至足；手之三阴，从脏走至手；足之三阴，从足走入腹。"

原文

要识迎随，须明逆顺③。

---

①《难经》所载明矣：按手、足三阴三阳经脉的循行走向，载于《灵枢·逆顺肥瘦》，《灵枢·脉度》和《难经·二十三难》则补充说明了各经脉的长短尺寸。

②阴升阳降，语出《针灸大全》卷五所载之《金针赋》："手足三阳，手走头而头走足；手足三阴，足走腹而胸走手。阴升阳降，出入之机。"将两上肢上举，足三阴经由足走腹和手三阴经由胸走手均是自下而上，故称"阴升"；手三阳经由手走头和足三阳经由头走足均是自上而下，故称"阳降"。

③要识迎随，须明逆顺：识，知道；懂得。迎随，指针刺补泻。《灵枢·终始》："泻者迎之，补者随之；知迎和随，气可令和。"逆顺，指经脉循行的走向。按迎随又为针刺补泻法之一，亦称针芒补泻。指以针尖方向与经脉之间的逆（迎）顺（随）关系来施行补泻的方法。《难经·七十二难》："所谓'迎随'者，知荣卫之流行，经脉之往来也。随其逆顺而取之，故曰'迎随'。"

集 注

王国瑞注："顺经络而刺，是谓'补'；逆经络而刺，是谓'泻'。手法在人，依经用度①。"

徐凤注："迎随者，要知荣卫之流注，经脉之往来也。明其阴阳之经，逆顺而取之。迎者，以针头朝其源而逆之；随者，以针头从其流而顺之。是故逆之为泻、为迎，顺之者为补、为随。若能②'知迎知随，令气必和③；和气之方，必通阴阳④'升降上下、源流往来，逆顺之道明矣。"

杨继洲注："迎随者，要知荣卫之流注，经脉之往来也。明其阴阳之经，逆顺而取之。迎者以针头朝其源而逆之，随者以针头从其流而顺之。是故逆之者为泻、为迎，顺之者为补、为随。若能'知迎知随，令气必和；和气之方，必在阴阳'升降上下、源流往来，逆顺之道明矣。"

吴昆注："手足三阴三阳，经络传注，周流不息，逆顺不同，针法有迎随补泻。要识针法迎随，须明经脉逆顺。"

---

①用度：使用；应用。

②若能：以下引文出自《灵枢·终始》，与原文略有差异。

③知迎知随，令气必和：《灵枢·终始》作"知迎知随，气可令和"。意为懂得了迎随补泻的方法，就可以使气调和。令和，使之调和。

④和气之方，必通阴阳：意为要把握和气的方法，则必须通晓经脉阴阳之道。方，方法。杨上善《太素》卷十四人迎脉口诊注："故补泻之道，阴阳之气，实而来者，迎而泻之；虚而去者，随而补之。人能知此随、迎、补、泻之要，则阴阳气和，有疾可愈也。"

原文

况乎阴阳①气血，多少为最②。

厥阴、太阳，少气多血；太阴、少阴，少血多气。

而又气多血少者，少阳之分；气盛血多者，阳明之位③。

集注

王国瑞注："气血多少，已注经络，不必重论。"

徐凤注："此言三阴三阳气血多少之不同，取之必记为最要也。"

杨继洲注："此言三阴三阳气血多少之不同，取之必记为最要也。"

吴昆注："多者易实，宜泻其多；少者易虚，宜补其少。"

原文

先详多少之宜④，次察应至之气⑤。

───────────

①阴阳：指经脉的阴阳。

②最：首要。

③厥阴、太阳，少气多血；太阴、少阴，少血多气。而又气多血少者，少阳之分；气盛血多者，阳明之位：按《素问·血气形志》："夫人之常数，太阳常多血少气，少阳常少血多气，阳明常多气多血，少阴常少血多气，厥阴常多血少气，太阴常多气少血，此天之常数。"又《类经附翼》"气盛血多"作"气血俱多"。

④宜：适宜；适合。

⑤气：指针刺时穴位中气机的变化。

集 注

徐凤注："言用针者，先明上文气血之多少，次观针气之来应①也。"

杨继洲注："凡用针者，先明上文气血之多少，次观针气之来应。"

原 文

轻、滑、慢而未来，沉、涩、紧而已至②。

集 注

王国瑞注："指弹其穴，穴下气轻、滑、慢，气未至也，勿刺，待气至方可刺也。穴下气来沉、涩而急，即可刺也。"③

徐凤注："轻，浮；滑，虚；慢，迟也。入针之后值此三者，乃真气之未到也。沉，重；涩，滞；紧实也。入针之后值此三者，是正气之已到也。"

杨继洲注："轻，浮；滑，虚；慢，迟；入针之后值此三者，乃真气未到；沉，重；涩，滞；紧，实；入针之后值

---

①来应：聚集响应。

②轻、滑、慢而未来，沉、涩、紧而已至：轻、滑、慢，沉、涩、紧，均指针刺时医生指下的感觉。

③指弹其穴，穴下气轻、滑、慢，气未至也，勿刺，待气至方可刺也。穴下气来沉、涩而急，即可刺也：按王国瑞是以进针前的弹针候气释赋文，与赋文原意不合。

此三者，是正气之已来。"

李学川注："言入针之后，值轻浮、滑虚、慢迟乃真气未来，沉重、涩滞、紧实是正气已来。"

原文

既至也，量寒热而留疾①；未至者②，据虚实③而候气④。

集注

王国瑞注："气至也，可留则留，可速则速。寒则留，热则速，不可失时。候气未至，或进或退，或按或提等，引气至方可刺也。"⑤

徐凤注："留，住也；疾，速也。此言正气既至，必审寒热而施之⑥。故《经》云⑦：'刺热须至寒者，必留针。阴

---

①量寒热而留疾：量，度量；衡量。寒热，指疾病的属性。留，留针。疾，快速出针。寒症应留针，热症应快速出针。按《灵枢·经脉》："热则疾之，寒则留之。"又《类经附翼》"而留疾"作"为疾留"。

②未至者：《针灸聚英》《医统大全》《针灸大成》《针方六集》《类经附翼》《针灸逢源》均作"未至也"。

③虚实：指疾病的虚实情况。

④候气：《医统大全》作"宥气"。《针方六集》作"补引"。《类经附翼》作"诱气"。

⑤气至也，可留则留，可速则速。寒则留，热则速，不可失时。候气未至，或进或退，或按或提等，引气至方可刺也：失时，错过时机。按王国瑞仍是以进针前的候气释赋文，与赋文原意不合。

⑥此言正气既至，必审寒热而施之：按徐凤是以针下寒热释"留疾"，与赋文原意不合。

⑦《经》云：以下引文出自《素问·针解》，与原文有所差异。

气隆至，乃呼之去徐，其穴不扪①。刺寒须至热者，阳气隆至，针气必热，乃吸之去疾，其穴急扪②。'

此言针气之未来也。《经》云③：'虚则推、内、进、搓，以补其气。实则循、扪、弹、怒，以引其气。'"

杨继洲注："留，住也；疾，速也。此言正气既至，必审寒热而施之。故《经》云：'刺热须至寒者，必留针。阴气隆至，乃呼之去徐，其穴不闭。刺寒须至热者，阳气隆至，针气必热，乃吸之去疾，其穴急扪之。'

气之未至，或进或退，或按或提，导之引之，候气至穴而方行补泻。《经》曰：'虚则推、内、进、搓，以补其气；实则循、扪、弹、努，以引其气。'"

吴昆注："留者，久留其针于孔穴；疾者，疾出其针也。"

李学川注："留，住也。疾。速也。"

---

①刺热须至寒者，必留针。阴气隆至，乃呼之去徐，其穴不扪：《素问·针解》作"'刺实须其虚'者，留针，阴气隆至，乃去针也"。又《金针赋》："泻者呼之去徐，其穴不闭。"

②刺寒须至热者，阳气隆至，针气必热，乃吸之去疾，其穴急扪：《素问·针解》作"'刺虚须其实'者，阳气隆至，针下热，乃去针也"。又《金针赋》："补者吸之去疾，其穴急扪。"

③《经》云：以下引文不见于《黄帝内经》及《难经》。按"推、内、进、搓""循、扪、弹、怒"等语均出自《标幽赋》第十二段，疑《经》或指窦汉卿所撰之《针经》。

原 文

气之至也①，若②鱼吞钩饵之浮沉③；气未至也④，似闲处⑤幽堂之深邃⑥。

集 注

王国瑞注："气至穴下，若鱼吞钩，若蚁奔走，或浮或沉也。穴下气不至，若虚堂无人，刺之无功，不可刺也。"⑦

徐凤注："气既至，则针自涩紧，似鱼吞钓⑧，或沉或浮而动。其气不来，针自轻滑，如闲居静室之中，寂然无所闻也。"

杨继洲注："气既至，则针有涩紧，似鱼吞钩，或沉或浮而动。其气不来，针自轻滑，如闲居静室之中，寂然无所闻也。"

---

①也：《针灸大全》无此字。《针方六集》作"者"。

②若：《针灸大全》《针灸聚英》《针灸大成》均作"如"。义同。

③浮沉：《针灸大成》《针方六集》《针灸逢源》均作"沉浮"。按"若鱼吞钩饵之浮沉"一句为倒装句，即"若鱼吞浮沉之钩饵"。

④也：《针灸大全》无此字。

⑤似闲处：《玉龙经》作"似潜处"。《普济方》作"似燕处"。燕，闲居。《针灸大全》《针灸聚英》《医统大全》《针灸大成》《类经附翼》《针灸逢源》均作"如闲处"。

⑥深邃（suì，岁）：寂静。按"似闲处幽堂之深邃"一句为倒装句，即"似闲处深邃之幽堂"。

⑦气至穴下，若鱼吞钩，若蚁奔走，或浮或沉也。穴下气不至，若虚堂无人，刺之无功，不可刺也：按王国瑞仍是以进针前的候气释赋文，与赋文原意不合。

⑧钓：鱼钩。

原文

气速至而效速，气迟至而不治①。

集注

王国瑞注："气之至也，刺之即愈；气未至也，如刺绣工②，徒劳人尔③。"

徐凤注："言下针若得气来速，则病易痊，而效亦速也。气若来迟则病难愈，而有不治之忧。故《赋》云④：'气速效速，气迟效迟；候之不至，必死无疑⑤'矣。"

杨继洲注："言下针若得气来速，则病易痊，而效亦速也。气若来迟，则病难愈，而有不治之忧。故《赋》云：'气速效速，气迟效迟；候之不至，必死无疑'矣。"

---

①气速至而效速，气迟至而不治：不治，不能医治。指无法治愈。《玉龙经》《针灸大全》《医统大全》均作"气至速而效速，气迟至而不治"。《普济方》《针灸聚英》《针灸大成》《针灸逢源》均作"气速至而速效，气迟至而不治"。《针方六集》《类经附翼》均作"气至速而效速，气至迟而不治"。

②工：工作；劳动。

③徒劳人尔：只是徒劳罢了。劳，使动用法。使疲劳；使劳苦。按宋·罗大经《鹤林玉露》卷十三："巧女之刺绣，虽精妙绚烂，才可人目，初无补于实用，后世之文似之。"初，全。此处王国瑞以刺绣无实用价值为喻，形容不得气的针刺是徒劳无益。

④《赋》云：以下引文出自《针灸大全》卷五所载之《金针赋》。

⑤候之不至，必死无疑：此八字上《金针赋》有"死生贵贱，针下皆知。贱者硬而贵者脆，生者涩而死者虚"二十二字。

原 文

观乎九针之法，毫针最微①；七星上应②，众穴主持③。

集 注

王国瑞注："古针有九名，毫针按④七星斡运⑤璇玑⑥，最为常用。"

徐凤注："昔黄帝制九针者，上应天地，下应阴阳四时。'九针之名，各不同形⑦。一曰'镵针⑧'以应天。长一寸六分，头尖末锐，去泻阳气⑨。二曰'员针⑩'以应地。长一

---

①微：深奥；微妙。

②七星上应："上"字原作"可"。据《普济方》《针灸聚英》《针灸大成》《针方六集》《针灸逢源》改。按毫针在古代九针中排行第七，上应于北斗七星。见《灵枢·九针论》。

③众穴主持：即主持众穴。指毫针可以应用于全身的所有穴位。《针灸逢源》"主持"作"支持"。

④按：依照；依据。

⑤斡（wò，握）运：旋转运行。

⑥璇玑：泛指北斗。北斗七星第一星称"天枢"，第二星称"天璇"，第三星称"天玑"，第四星称"天权"，第五星称"玉衡"，第六星称"开阳"，第七星称"摇光"。前四星又称"斗魁"或"璇玑"；后三星又称"斗杓"或"斗柄"。

⑦九针之名，各不同形：指九针的名称和形状各不相同。按此句及以下引文出自《灵枢·九针十二原》和《灵枢·九针论》，与原文略有差异。

⑧镵（chán，馋）针：针尖锐利之针。镵，锐。

⑨去泻阳气：泻除表阳的邪热。按"去"字疑为"主"字之讹。《太素》卷二十一九针所象及《太素》卷二十二九针所主杨上善注此四字均作"主泻阳气"四字。

⑩员针：针尖圆形之针。员，通"圆"，圆形。

寸六分，针如卵形①，揩摩分肉间②，不得伤肌肉，以泻分气③。三曰"鍉针④"以应人。长三寸半，锋如黍粟之锐，主按脉勿陷⑤，以致其气⑥。四曰"锋针⑦"，以应四时。长一寸六分，刃三隅⑧，以发痼疾⑨。五曰"铍针⑩"，以应五音。长四寸，广二分半，末如剑锋，以取大脓。六曰"员利针⑪"，以应六律。长一寸六分，尖如牦⑫，且员且锐，中身微大，以取暴气⑬。七曰"毫针⑭"，以应七星。长三寸六

---

①针如卵形：《灵枢·九针十二原》同。言针形如卵于理不合。《太素》卷二十一九针所象"针"字作"锋"。又《太素》卷二十二九针所主"病在分肉间者，取以员针于病所"句下杨上善注："员针之状，锋如卵。"是"针"字当作"锋"。

②揩摩分肉间：《灵枢·九针十二原》作"揩摩分间"。揩摩，摩擦；拭抹。分间，即分肉间。指肌肉纹理之间。

③分气：指分肉之间的邪气。

④鍉（dí，镝）针：针尖如箭镞之针。鍉，通"镝"。箭镞；箭头。

⑤按脉勿陷：按摩经脉但不要刺入皮肤。

⑥以致其气：用来恢复正气。致，招引。

⑦锋针：三面有刃的锐利之针。

⑧刃三隅：三面有刃。隅，面。

⑨以发痼疾：用来治疗积久顽固之病。发，开发。引申为治疗。痼疾，积久难治的病。

⑩铍（pí，皮）针：针形如铍之针。铍，兵器。形状如刀，两边有刃。

⑪员利针：针形圆锐如牦牛尾之针。

⑫尖如牦（máo，毛；又音 lí，厘）：针尖形如牦牛的尾巴。牦，牦牛尾巴。

⑬以取暴气：用来治疗急病。取，治。暴气，突然发生的病症。

⑭毫针：针形细长如毫毛之针。毫，细毛。

分，尖如蚊虻喙①，静以徐往②，微以久留之而痒③，以取痛痹④。八曰"长针⑤"，以应八风⑥。长七寸，锋利身薄⑦，可以取远痹⑧。九曰"大针⑨"，以应九野⑩。长四寸，其锋微员，尖如挺⑪，以泻机关⑫之水。九针毕矣。'此言九针之妙，毫针最精，能应七星，又为三百六十穴之备⑬也。"

①尖如蚊虻喙（huì，会）：针尖细如蚊虻之嘴。喙，嘴。《说文·口部》："喙，口也。"

②静以徐往：轻柔而缓慢地进针。静，宁静；安静。形容模仿蚊虻的动作。往，进针。

③微以久留之而痒：痒，"养"的误字。此句指轻微行针，并且久留针而调养正气。微，轻微；稍微。以，而；并且。养，调养。

④痛痹：寒邪偏盛、疼痛较甚之痹证。

⑤长针：针身细长之针。

⑥八方：八方之风。又分实风八风和虚风八风。实风八风为与八正亦即八个节气相应的八方之风，即春分东风、秋分西风、夏至南风、冬至北风、立春东北风、立夏东南风、立秋西南风、立冬西北风。实风主生，长养万物。虚邪八风则是从八正所对应八方的相反方向所来之风，分别称作东方婴儿风、南方大弱风、西方刚风、北方大刚风、东北方凶风、东南方弱风、西南方谋风、西北方折风。虚风伤人，主杀主害。见《灵枢·九宫八风》。

⑦锋利身薄：针尖锐利，针身细长。薄，细。

⑧远痹：久痹。

⑨大针：针身粗大之针。

⑩九野：九州的地域。九州指冀州、兖州、青州、徐州、扬州、荆州、豫州、梁州、雍州。见《尚书·禹贡》。野，九州的分野。即与古代中国九州相对应的地域。

⑪挺："梃"的误字。梃（tǐng，挺），头部钝尖的木棒。

⑫机关：关节。

⑬备：设备；装备。指针刺穴位的器具。

杨继洲注："言九针之妙，毫针最精，上应七星，又为三百六十穴之针。"

吴昆注："九针：镵针、员针、鍉针、锋针、铍针、员利针、毫针、长针、大针也。毫针第七，取数于星①，故云'应七星'。"

原文

本形金也，有蠲邪扶正之道②；短长水也，有决疑开滞之机③。

集注

王国瑞注："金者，刚健中正④之性，可以去邪，扶持正气也。本形，言针之为物。

水有开山穿石之力，以润下⑤为功。针之短长深浅，如水之用也。"

徐凤注："本形，言针也。针本出于金。古人以砭石，

---

①星：北斗七星。

②本形金也，有蠲（juān，绢）邪扶正之道：本形，原来的形体。指针本身的性质。金，金属。蠲，除去。针为金属所制，故可以引伸为兵器，用以除乱安正。

③短长水也，有决疑开滞之机：短长，指针的长短。水，江河的水流。机，机巧；灵巧。《玉龙经》《普济方》《针灸聚英》《医统大全》《针灸大成》《针方六集》《类经附翼》《针灸逢源》"疑"字均作"凝"。

④中正：正直；不偏不倚。

⑤润下：指水性就下以滋润万物。语出《尚书·洪范》："水曰'润下'。"

今人以针代之。蠲，除也。邪气盛，针能除之。扶，辅也。正气衰，针能辅也。

此言针有长短，犹水之长短也。人之气血凝滞而不通，犹水之凝滞而不通也。水之不通，决之使流于湖海；气血不通，针之使周于经络；故言针应水也。"

杨继洲注："本形，言针也。针本出于金，古人以砭石，今人以铁代之。蠲，除也。邪气盛，针能除之。扶，辅也。正气衰，针能辅之。

此言针有长短犹水之长短，人之气血凝滞而不通，犹水之凝滞而不通也。水之不通，决之使流于湖海；气血不通，针之使周于经脉，故言针应水也。"

李学川注："其体象金，其流通①象水。"

原文

定刺象木，或斜或正②；口藏比火，进阳补羸③。

集注

王国瑞注："针刺可曲可直，可斜可正，犹木之曲直也。

---

①流通：指针流通气血的功用。

②定刺象木，或斜或正：指针刺入穴位，其角度有直刺、斜刺、平刺的不同，正像树木的有正有斜一样。木，树。木本植物的通称。

③口藏比火，进阳补羸（léi，雷）：进针前用口含针，使之温热，可以增添阳气，补益虚弱。比，齐同；等同。羸，衰病；瘦弱。古人进针前将针含在口中，故有此说。《医统大全》"比火"作"改火"。《类经附翼》"比火"作"养火"。

口温针热，补调荣卫，毋①令冷热相伤，犹火之能炎上也。"

徐凤注："此言木有斜正，而用针亦有或斜或正之不同。刺阳经者，必斜卧其针，无中其卫；刺阴分者，必正立其针，毋伤其荣；故言针应木也②。

口藏，以针含于口也。气之温，如火之温也。羸，瘦也。凡欲下针之时，必效仿真人③，口温针暖，使荣卫相接。进己之阳气，补彼之瘦羸，故言针应火也。"

杨继洲注："此言木有斜正，而用针亦有或斜或正之不同。刺阳经者，必斜卧其针，无伤其卫；刺阴分者，必正立其针，毋伤其荣；故言针应木也。

口藏，以针含于口也。气之温，如火之温也。羸，瘦也。凡下针之时，必口内温针暖，使荣卫相接，进己之阳气，补彼之瘦弱，故言针应火也。"

李学川注："其劲直④象木，其气温象火。"

---

①毋：通"无"。莫；不要。表示禁止。

②刺阳经者，必斜卧其针，无中其卫；刺阴分者，必正立其针，毋伤其荣；故言针应木也：按《难经·七十一难》："《经》言'刺荣无伤卫，刺卫无伤荣'，何谓也？然。针阳者，卧针而刺之；刺阴者，先以左手摄按所针荣俞之处，气散乃内针。是谓'刺荣无伤卫，刺卫无伤荣'也。"徐凤以《难经》"刺卫无伤荣""刺荣无伤卫"的针法释针有斜正而象木，与赋文原意有别。

③真人：道家语。指修真得道之人。

④劲直：坚实挺直。

原文

循机扪塞以象土①，实②应五行而可知。

集注

王国瑞注："土可以塞水，针可以塞病源③，是以象土也。一针之用④，五行俱全。"

徐凤注："循者，用手上下循之，使气血往来也。机扪者，针毕以手扪闭其穴，如用土填塞之义，故言针应土也⑤。

五行者，金、水、木、火、土也。此结上文，针能应五行之理可知矣。"

杨继洲注："循者，用手上下循之，使气血往来也。机扪者，针毕以手扪闭其穴，如用土填塞之义。故言针应土也。

五行者，金、水、木、火、土也。此结上文，针能应五行之理也。"

李学川注："其填补象土。"

---

①循机扪塞以象土：此七字原作"循机扪而可塞以象土"九字。据《针灸聚英》《类经附翼》改，以和下句相对仗。循，依照；按照。机，气血往来的通道。扪，持针。塞，把针刺入孔穴。《玉龙经》"扪"字作"门"。《针方六集》此句作"循扪可塞以象土"七字。

②实：的确；确实。

③塞病源：指针刺入孔穴后如同土一样能填补缺漏，堵塞病源。

④用：功用；作用。

⑤循者，用手上下循之，使气血往来也。机扪者，针毕以手扪闭其穴，如用土填塞之义，故言针应土也：按徐凤释"循"为用手上下循按，释"机扪"为以手扪闭其穴，均属针刺手法而并非针具本身功用，与赋文原意不合。

原文

然是①一寸六分②，包含妙理；虽细拟③于毫发，同贯多岐④。

集注

王国瑞注："恒⑤所用者毫针也。按《黄帝》⑥、《铜人》⑦流注之法⑧，肘前、膝下，一寸六分止。有八分为针柄，是针二寸四分也⑨。按气血、经络变化无方，惟针所治。"

徐凤注："言针虽但长一寸六分，能'巧运神机之妙，中含水火，回倒阴阳'⑩，其理最玄妙也。

桢，针之干也。岐，气血往来之路也。言针之干虽如毫发之微小，能贯通诸经血气之道路也。"

---

①然是：既然如此，那么……。

②一寸六分：原作"一十六分"。据《玉龙经》《医统大全》《医学纲目》《针方六集》《类经附翼》改。《针灸聚英》《针灸大成》《针灸逢源》均作"三寸六分"。按《灵枢·九针论》："七曰'毫针'，取法于毫毛；长一寸六分，主寒热痛痹在络者也。"又《灵枢·九针十二原》："七曰'毫针'，长三寸六分。"

③细拟：拟，类似。《玉龙经》作"然拟"。《针灸大全》《针灸聚英》《针灸大成》均作"细桢"。桢（zhēn，贞），支柱；主干。这里指针身。

④同贯多岐：同时贯通各条经络。贯，贯通。岐，指经络的径路。《针方六集》"同"字作"用"。

⑤恒：通常；平常。

⑥《黄帝》：指《黄帝针灸甲乙经》等以《黄帝》题名的针灸著作。

⑦《铜人》：指《铜人腧穴针灸图经》。

⑧流注之法：指经穴的定位、主治、刺法、灸法等规范。法，法度；准则。

⑨有八分为针柄，是针二寸四分也：意为一寸六分之外，毫针另有八分长的针柄，所以毫针的长度为二寸四分。

⑩巧运神机之妙，中含水火，回倒阴阳，语出窦汉卿《通玄指要赋》："必欲治病，莫如用针。巧运神机之妙，工开圣理之深。外取砭针，能蠲邪而扶正；中含水火，善回阳而倒阴。"

杨继洲注："言针虽但长三寸六分，能巧运神机之妙，中含水火，回倒阴阳，其理最玄妙也。

梃，针之干也。岐，气血往来之路也。言针之干虽如毫发之微小，能贯通诸经血气之道路也。"

吴昆注："一寸六分，毫针之度①也。上应七星，备五行之象②，是包含妙理。

毫针为质甚微，如下文平五脏、调六腑、遣八邪、开四关，所贯何③多岐！"

原文

可平五脏之寒热，能调六腑之虚实④。

集注

王国瑞注："脏腑要分表里、虚实、寒热，针法在斯⑤矣！"

徐凤注："平，治也。调，理也。言针能调治脏腑之疾，有寒则温之，有热则清之；虚则补之，实则泻之。"

杨继洲注："平，治也。调，理也。言针能调治脏腑之疾，有寒则温之，热则清之；虚则补之，实则泻之。"

吴昆注："补之，则寒者温；泻之，则热者凉。气至，则虚者实；气散，则实者虚。"

---

①度：计量长短的标准。

②象：形象；征象。

③何：多么；何等。表示感叹。

④可平五脏之寒热，能调六腑之虚实：互文，意指毫针可以平调五脏六腑的寒热虚实。《针灸逢源》"寒热"作"寒温"。《医学纲目》《类经附翼》"虚实"均作"实虚"。

⑤斯：此。

原文

拘挛①闭塞，遣②八邪③而去矣；寒热痛痹④，开四关⑤而已之。

集注

王国瑞注："太乙移宫之日⑥，八风之邪⑦，主人寒热头痛；若开辟四关，病可除也。四关者，两手、两足，刺之而

---

①拘挛：痉挛。指肌肉抽搐，难以伸展自如。

②遣：《医统大全》《类经附翼》《针灸逢源》均作"追"。

③八邪：双关语。一指致病之邪。即八方风邪。见《灵枢·九宫八风》。一指经外奇穴。位于手背各指缝间，当赤白肉际处。

④痛痹：《针方六集》《针灸逢源》均作"痹痛"。

⑤四关：双关语。一指两肘、两膝。即气血出入的要道。《灵枢·九针十二原》："十二原出于四关，四关主治五脏。"张介宾《类经》卷八十二原注："四关者，即两肘两膝，乃周身骨节之大关也。"一指合谷穴和太冲穴，二者合称"四关"。

⑥太乙移宫之日：即九宫八风学说中的太乙移居叶蛰宫、天留宫、仓门宫等八方之宫之日。太乙，又称"太一"。指北极星。北极不动，北斗旋运于外，称为"太乙移居"或"太一移居"。从冬至之日开始，对应春分、秋分、夏至、冬至、立春、立夏、立秋、立冬八正亦即八个节气，太乙依次移居九宫共三百六十六日；而在各宫之日，太乙则按照洛书九宫八卦的顺序，从一至九，日游一宫。九宫八风学说是一种属于易学的占星术，《黄帝内经》中则用来占断八正之风的虚实，以解释人体疾病发生的病因病理。见《灵枢·九宫八风》。

⑦八风之邪：按照《灵枢·九宫八风》中的九宫八卦八正图，八卦分配九宫，各有方位，而八方则与八正亦即八个节气相应。从太乙所居方位而来的八正之风为实风，主生养万物，即春分东风、秋分西风、夏至南风、冬至北风、立春东北风、立夏东南风、立秋西南风、立冬西北风。从太乙所居方位相反方向而来的不正之风则为虚风，称东方婴儿风、南方大弱风、西方刚风、北方大刚风、东北方凶风、东南方弱风、西南方谋风、西北方折风。虚风主伤害万物，是为八风之邪。

已矣，正所谓六十六穴之中也①。"

徐凤注："拘挛者，筋脉之拘束也。闭塞者，气血不通也。八邪者，所以候八风之虚邪也。言疾有挛闭者，必驱散八风之邪也。

寒者，身作颤而发寒也②。热者，身作潮而发热也③。痛，疼痛也。痹，麻木也。四关者，'五脏有六腑，六腑有十二原，十二原出于四关'④，太冲、合谷是也⑤。"

杨继洲注："拘挛者，筋脉之拘束。闭塞者，气血之不通。八邪者，所以候八风虚邪，言疾有挛闭，必驱散八风之邪也。寒者，身作颤而发寒也。热者，身作潮而发热也。四关者六脏，六脏有十二原，出于四关，太冲、合谷是也⑥。故太乙移宫之日，主八风之邪，令人寒热疼痛；若能开四关者，两手两足，刺之而已。立春一日起艮⑦，名曰'天留宫'，风从东北来为顺令⑧；春分一日起震⑨，名曰'仓门

---

①四关者，两手、两足，刺之而已矣，正所谓六十六穴之中也：五输穴共六十六个，均位于四肢肘膝关节以下；王国瑞释"四关"为两手、两足，故称刺四关为刺"六十六穴之中"。

②身作颤而发寒也：指寒战。

③身作潮而发热也：即潮热。潮，形容如潮水般的汹涌起伏。

④五脏有六腑，六腑有十二原，十二原出于四关：引文出自《灵枢·九针十二原》。

⑤太冲、合谷是也：按《灵枢·九针十二原》所言"四关"系指两肘、两膝，徐凤释为太冲、合谷不确。

⑥四关者六脏，六脏有十二原，出于四关，太冲、合谷是也：按杨继洲既称十二原出于四关，又称四关即是太冲、合谷两个原穴，释义不明。

⑦艮：八卦之一。按后天八卦方位，艮居东北方。

⑧顺令：顺从节令。

⑨震：八卦之一。按后天八卦方位，震居东方。

宫'，风从正东来为顺令；立夏一日起巽①，名曰'阴洛宫'，风从东南来为顺令；夏至一日起离②，名曰'上天宫'，风从正南来为顺令；立秋一日起坤③，名曰'玄委宫'，风从西南来为顺令；秋分一日起兑④，名曰'仓果宫'，风从正西来为顺令；立冬一日起乾⑤，名曰'新洛宫'，风从西北来为顺令；冬至一日起坎⑥，名曰'叶蛰宫'，风从正北来为顺令。其风着⑦人，爽神气、去沉疴。背逆⑧谓之'恶风、毒气'，吹形骸即病，名曰'时气⑨留伏'。流入肌骨脏腑，虽不即患，后因风寒暑湿之重⑩感，内缘⑪饥饱劳欲之染着⑫，发患曰'内外两感'⑬之痼疾，非刺针以调经络、汤液引其荣卫，不能已⑭也。中宫名曰'招摇宫'，共九宫焉。此八风之邪，得其正令⑮，则人无疾；逆之⑯，则有病也。"

---

①巽：八卦之一。按后天八卦方位，巽居东南方。

②离：八卦之一。按后天八卦方位，离居南方。

③坤：八卦之一。按后天八卦方位，坤居西南方。

④兑：八卦之一。按后天八卦方位，兑居西方。

⑤乾：八卦之一。按后天八卦方位，乾居西北方。

⑥坎：八卦之一。按后天八卦方位，坎居北方。

⑦着：附着；接触。

⑧背逆：指风来方向与顺令之风相反。

⑨时气：时疫。

⑩重（chóng，虫）：又；再。

⑪缘：因为。

⑫染着：沾染附着。

⑬内外两感：指外感、内伤并作。

⑭已：病愈；治愈。

⑮正令：正常的时令。

⑯逆之：指违背节令。之，指示代词。作形式宾语。

吴昆注："手足拘挛，经隧闭塞，八风之邪所为也。宜用针汗之，遣去八风之邪。

四关，乃十二经别走之络①，为阴阳表里交通隘塞②之地，在于四末，如往来之关隘③，故曰'四关'。言为寒为热、为痹为痛，皆四关闭塞所致，宜开通四关而已之。"

李学川注："手足拘挛、气血不通之症，先追散④八风之邪。寒痹、热痹、痛风之类，针两肘、两膝之穴。"

原文

凡⑤刺者，使本神朝⑥而后入；既刺也，使本神定而气随⑦。神不朝而勿刺，神已定而可施。

集注

王国瑞注："神者，脉也⑧。脉息见于穴下，气至可刺之；脉息不至则不均，不全则不定，穴下气分，不可刺

---

①四关，乃十二经别走之络：按吴昆称"四关"为十二经络脉，释义不确。

②隘塞：狭窄险要的关塞。

③关隘：险要的关口。

④追散：驱散；消除。追，驱逐；消除。

⑤凡：《类经附翼》作"末"。

⑥本神朝：指医生和病人的精神集中。本神，即神。指医生精神和病人的精神。朝，会聚；聚集。按《灵枢·本神》："凡刺之法，先必本于神。"

⑦气随：指引导经气。

⑧神者，脉也：按王国瑞释"神"为脉，不确。

也①。至慎！至慎！"

徐凤注："凡用针者，必使患者精神已朝，而后方可入针。既刺之，必使患者精神才定，而后施针行气。若气不朝，其针为轻滑，不知疼痛，如插豆腐者。莫与进之②，必死之候。如神气既至，针自③紧涩，可与依法察虚实而施之。"

杨继洲注："凡用针者，必使患者精神已朝，而后方可入针。既针之，必使患者精神才定，而后施针行气。若气不朝，其针为轻滑，不知疼痛，如插豆腐者。莫与进之，必使④之候。如神气既至，针自紧涩，可与依法察虚实而施之。"

吴昆注："本神，主宰本经元神也⑤。前云'气至'，此

---

①脉息见（xiàn，现）于穴下，气至可刺之；脉息不至则不均，不全则不定，穴下气分，不可刺也：指若穴位处出现搏动感为气至，可以针刺；若无搏动感或搏动不全，则表明穴位之气散乱不定，不可针刺。脉息，脉的搏动。见，同"现"。显现；显露。穴下，即穴位。下，用在名词后，表示一定的处所和范围。气分，指气未聚集。分，分散。按《难经·七十八难》："当刺之时，必先以左手厌按所针荥俞之处，弹而努之，爪而下之，其气之来如动脉之状，顺针而刺之。"又《难经·八十难》："所谓'有见如入'者，谓左手见气来至，乃内针；针入见气尽，乃出针。"王国瑞此段注文虽本于《难经》，但并非赋文中"神"字原意。

②莫与进之：指不要施行针刺。之，指示代词。作形式宾语。

③自：自然；当然。

④使：字讹。当作"死"。

⑤本神，主宰本经元神也：意为"本神"是主管本经的根本之神。元神，本原之神。按"本神"本是《灵枢》中的篇名，该篇首句为"凡刺之法，先必本于神"，指针刺时必须要以神气为本，因此取名"本神"，藉以强调治理神气的重要性。《素问·宝命全形论》中亦有"凡刺之真，必先治神"的论述，意义相同。但赋文中"本神"一词的涵义实际上只是指"神"，下句用"神"字而不用"本神"一词正说明了这一点。吴昆望文生义，释"本神"为本原之神，不确。

云'神朝',旨哉言矣①!《难经》所谓'知为针者信其左',乃本神朝穴也②。自非神良③,恶④能道此?"

原文

定脚处⑤,取气血为主意⑥;下手处⑦,认⑧水木⑨是根基⑩。

集注

王国瑞注:"先占口鼻,呼吸匀者可刺⑪。水土者,太

---

①旨哉言矣:说的都是针刺的要旨啊。旨,要旨;要点。

②《难经》所谓'知为针者信其左',乃本神朝穴也:指《难经·七十八难》中叙述的针刺前用左手按压弹努穴位后所得到的搏动感,正是穴位神气聚集的征象。按《难经·七十八难》:"知为针者,信其左;不知为针者,信其右。当刺之时,必先以左手厌按所针荣俞之处,弹而努之,爪而下之,其气之来如动脉之状,顺针而刺之。"吴昆以穴位处出现的搏动感释"本神",与赋文原意不合。

③自非神良:倘若不是神医或良医。

④恶(wū,乌):安;何;怎么。

⑤定脚处:指开始针刺之时。定脚,开始。处,时;时候。

⑥主意:主旨。

⑦下手处:与"定脚处"义同。下手,动手;着手。

⑧认:《普济方》作"调"。

⑨水木:指五脏。《玉龙经》《医学纲目》《针方六集》均作"水土"。《类经附翼》作"水火"。

⑩根基:基础。

⑪先占口鼻,呼吸匀者可刺:占,观察;察看。按赋文中之"取气血"系指调治全身之阴阳气血,王国瑞仅以察看口鼻呼吸作释,未明大义。

溪、冲阳也；绝则勿刺焉[1]。"

徐凤注："言欲下针之时，必取阴阳气血多少为主，详见上文。

下手，亦言用针也。水者，母也；木者，子也。是水能生木也。是故济母裨[2]其不足，夺[3]子平其有余。此言用针必先认子母相生之义[4]。举水、木而不及土、金、火者，省文也。"

杨继洲注："言欲下针之时，必取阴阳气血多少为主，详见上文。

下手，亦言用针也。水者，母也。木者，子也。是水能生木也。是故济母裨其不足，夺子平其有余。此言用针必先认子母相生之义。举水、木而不及土、金、火者，省文也。"

吴昆注："立定主意，气病调气，血病取血。调气用迎随补泻，取血则出凝结之血而已。盖甚血[5]不去，留之于经，则成病痹故也。

水谓肾，土谓脾[6]。肾水不亏者，如树之有根；脾土不败者，如室之有基。虽枝叶披离，垣墙颓败，犹能建立；假令肾亏脾败，是无根基，不足以施针治也。"

----

①水土者，太溪、冲阳也；绝则勿刺焉：绝，断绝；停止。按赋文中之"水木"实际上是指五脏，《玉龙经》作"水土"，涵义相同。王国瑞仅从太溪肾脉、冲阳胃脉的有无作释，与赋文原意不合。

②裨（bì，婢）：裨益；补益。

③夺：强取。指泻。

④此言用针必先认子母相生之义：按徐凤仅以五行子母相生之义释"水木"，与赋文原意不合。

⑤甚血：大块的瘀血。甚，大。

⑥水谓肾，土谓脾：按吴昆仅是以肾、脾二脏作释，失于片面。

李学川注："言用针必先认五行子母相生①。"

原文

天、地、人三才也，**涌泉同璇玑、百会**；上、中、下三部也，**大包与天枢、地机**。

集注

王国瑞注："百会在顶，应天，主乎气；涌泉在足底，应地，主乎精；璇玑在胸，应人，主乎神。得之者生，失之者亡，应乎三才者也②。

上、中、下三部，谓之'三要'。大包在腋下三寸，主脾之大络，一要也；天枢者，挟脐旁二寸，谓之'关'，二要也；地机者，脾舍之郄，在膝下五寸，下部之总，三要也③。"

---

①言用针必先认五行子母相生：按李学川亦仅是以五行子母相生之义释"水木"。

②百会在顶，应天，主乎气；涌泉在足底，应地，主乎精；璇玑在胸，应人，主乎神。得之者生，失之者亡，应乎三才者也：按赋文中"天、地、人三才也，涌泉同璇玑、百会"一句是举百会、璇玑、涌泉三穴为例，说明在全身经穴的分布中也存在着天、地、人三才之道，其中体现的是易学的三才思维，所言穴位亦是泛指。王国瑞则以精、气、神释百会、璇玑、涌泉三穴，与赋文原意不合。又按道家理论，精、气、神为三宝，分处人体下、中、上三部，百会、璇玑、涌泉三穴所主当与之相合，即百会应天，主神；璇玑应人，主气；涌泉应地，主精。王国瑞释百会、璇玑所主亦有误。

③上、中、下三部，谓之"三要"。大包在腋下三寸，主脾之大络，一要也；天枢者，挟脐旁二寸，谓之"关"，二要也；地机者，脾舍之郄，在膝下五寸，下部之总，三要也：按赋文中"上、中、下三部也，大包与天枢、地机"一句是说明全身经穴的分布有着上、中、下三部的不同，而大包、天枢、地机三穴则是上、中、下三部的代表穴位。王国瑞仅以三穴为'三要'作释，未明赋义大旨。

徐凤注："百会一穴在头，以应乎天；璇玑一穴在胸，以应乎人；涌泉二穴在足掌心，以应乎地；是谓'三才'也①。

大包二穴在乳后，为上部。天枢二穴在脐旁，为中部。地机二穴在足胻，为下部；是谓'三部'也②。"

杨继洲注："百会一穴在头，以应乎天；璇机一穴在胸，以应乎人；涌泉一穴在足心，以应乎地；是谓'三才'也。

大包二穴在乳后，为上部；天枢二穴在脐旁，为中部；地机二穴在足胻，为下部；是谓'三部'也。"

吴昆注："涌泉二穴，在足心，屈足蜷指缝中，与大指本节平等是穴③。主持④三焦诸疾。《史记》⑤：'济北王阿母

①百会一穴在头，以应乎天；璇玑一穴在胸，以应乎人；涌泉二穴在足掌心，以应乎地；是谓"三才"也：按徐凤仅以百会、璇玑、涌泉三穴为"三才"，与赋文原意不合。

②大包二穴在乳后，为上部。天枢二穴在脐旁，为中部。地机二穴在足胻，为下部；是谓"三部"也：按徐凤仅以大包、天枢、地机为"三部"，与赋文原意不合。

③涌泉二穴，在足心，屈足蜷（quán，权）指缝中，与大指本节平等是穴：蜷，卷曲。平等，指位置相平。按吴昆《针方六集》卷一："涌泉二穴，木也。一名'地冲'。在足心陷中，屈足蜷指宛宛内。跪取之。一方云：'蜷足第三缝中，与大指本节平等。'一方：'用线于中指量至后跟尽处，折中是穴。'"

④主持：即主治。

⑤《史记》：按以下引文出自《史记·扁鹊仓公列传》，与原文有所差异。

患热厥，足下热，仓公刺足下立愈。'① 盖此穴也。璇玑一穴，在天突下一寸中陷中，主胸膺诸疾。百会一穴，一名'三阳五会'。在顶中央，用草齐前后发际，量折当中是穴②。手足三阳、督脉之会，主诸阳百病。《史记》③：'虢太子尸厥，扁鹊取三阳五会，有间，太子苏。'④ 盖此穴也。言此三穴，名曰'三才'，主上、中、下周身之疾⑤。

大包二穴，直腋下六寸，为脾大络，布胸胁，出九肋及季胁端，别络诸阴，总统阴阳，由脾灌溉五脏。天枢二穴，夹脐两旁各二寸，胃脉所发，大肠募也。地机二穴，足太阴

---

①济北王阿母患热厥，足下热，仓公刺足下立愈：热厥，指邪热过甚，阴分不足所致的厥证。症见手足心热、身热、小便黄等。立愈，立刻痊愈。按《史记·扁鹊仓公列传》："故济北王阿母自言足热而懑（mèn，闷），臣意告曰：'热蹶也。'则刺其足心各三所，案之无出血，病旋已。病得之饮酒大醉。"懑，烦闷。意，即淳于意。西汉医家。又称仓公。蹶，通"厥"。三所，三处。案，通"按"。旋已，不久便痊愈。旋，不久；立刻。比喻极短的时间。

②百会一穴，一名'三阳五会'。在顶中央，用草齐前后发际，量折当中是穴：齐，对齐。按百会穴位于正中线上，当前发际上五寸，后发际上七寸，并非在前后发际联线正中。吴昆所释定位有误。

③《史记》：按以下引文出自《史记·扁鹊仓公列传》，与原文有所差异。

④虢太子尸厥，扁鹊取三阳五会，有间，太子苏：按《史记·扁鹊仓公列传》："扁鹊过虢。虢太子死。……扁鹊曰：'若太子病，所谓"尸蹶"者也。'……扁鹊乃使弟子子阳厉针砥石，以取外三阳五会。有闲，太子苏。"过，路过；经过。尸蹶，即尸厥。指突然昏厥不省人事，状如昏死的病证。蹶，通"厥"。厉针砥石，研磨针石。厉，"砺"的古字。磨砺。砥，磨。三阳五会，即百会穴。有间，不久；一会儿。苏，苏醒；复活。

⑤言此三穴，名曰"三才"，主上、中、下周身之疾：按吴昆称百会、璇玑、涌泉为"三才"而主治上、中、下周身之疾，与赋文原意不合。

52

郄，穴在膝下五寸。言此三穴，皆脾胃所发，主中宫气血，脾胃诸疾①。"

李学川注："百会应天，璇玑应人，涌泉应地②。

上部大包，中部天枢，下部地机③。"

原文

阳跷、阳维并督脉④，主肩背、腰腿在表之病；阴跷、阴维、任、带、冲⑤，去心腹⑥、胁肋在里之疑⑦。

集注

王国瑞注："督脉起下极之俞⑧，主肩背夹脊之病。阳

---

①言此三穴，皆脾胃所发，主中宫气血，脾胃诸疾：按赋文所举大包、天枢、地机三穴的穴名均别有所指，"大包"即囊括，"天枢""地机"则可分拆组合为"天地"和"枢机"。窦氏原意只是举此三穴为例，以强调全身经穴分部的重要，吴昆却从三穴均可主治脾胃病作释，失其奥旨。

②百会应天，璇玑应人，涌泉应地：按李学川只是以赋文释赋文。

③上部大包，中部天枢，下部地机：按李学川只是以赋文释赋文。

④督脉：《针灸大成》《针灸逢源》均作"督、带"。

⑤任、带、冲：《针灸大全》《针方六集》《类经附翼》均作"任、冲、带"。《普济方》《针灸聚英》《针灸大成》《针灸逢源》均作"任、冲脉"。《医统大全》作"任与冲"。

⑥心腹：即胸腹。

⑦疑：同"凝"。凝滞。这里指疾病。《医学纲目》作"危"。

⑧下极之俞：指长强穴或会阴穴。按《难经·二十八难》："督脉者，起于下极之俞，并于脊里，上至风府，入属于脑。"杨玄操注："下极者，长强也。"张介宾《类经图翼》卷三周身骨部名目："下极，两阴之间，屏翳处也。即会阴穴。"

跷在足外踝下白肉际，足太阳膀胱穴[1]；阳维在膀胱下，命门穴[2]。与督脉皆属阳，为补泻，兼治胫瘘、身颤、癫痫之疾。督脉为阳脉之海。

任脉起中极之俞[3]，上毛际曲骨俞。冲脉起气冲，并足阳明，至胸，散诸部中。带脉起于季胁[4]下一寸八分，周回一身[5]，与任脉同治，阴脉之海也[6]。阴跷起于跟中；阴维起于诸阴交会处[7]；所治腹里诸疾也。"

徐凤注："阳跷脉起于足跟中，循外踝，上入风池。阳

---

①阳跷在足外踝下白肉际，足太阳膀胱穴：按《难经·二十八难》："阳跷脉者，起于跟中，循外踝上行，入风池。"李时珍《奇经八脉考》："阳跷者，足太阳之别脉，其脉起于跟中，出于外踝下足太阳申脉穴。"

②阳维在膀胱下，命门穴：按此句释义不明，文字或有脱漏。

③中极之俞：指中极穴。按《素问·骨空论》及《难经·二十八难》均作"中极之下"。即会阴部。参下文有"上毛际曲骨俞"一句，"中极之俞"当作"中极之下"为是。

④季胁：胁下软肋部。杨上善《太素》卷八经脉连环注："胁有前后，最近下后者为'季胁'。"滑寿《十四经发挥》注："胁骨之下为'季胁'。"

⑤周回一身：指横行围绕腰腹部一周。按《难经·二十八难》作"廻身一周"。廻，同"迴"。异体字。迴，同"回"。古今字。曲折环绕。

⑥与任脉同治，阴脉之海也：按此句所指并非带脉内容，当置于冲脉条下。

⑦阴维起于诸阴交会处：按《难经·二十八难》作"阴维起于诸阴交也"。诸阴交，指足少阴肾经的筑宾穴。

维脉维持诸阳之会①，如腑会太仓之类②。督脉起自下极之腧，并于脊里，上行风府，过脑、额、鼻，入龈交穴也。言此奇经三脉属阳，主治肩背、腰腿在表之疾也。

阴跷脉亦起于足跟，循内踝，上行至咽喉，交贯③冲脉，通足少阴肾经照海是也④。阴维脉维持诸阴之交⑤，通手厥阴心包络经内关是也⑥。任脉，起于中极之下，循腹上至咽喉而终。冲脉起于气冲，并足阳明之经，夹脐上行，至胸中而散也。带脉起于季胁，回身一周，如系带⑦也。言此

①阳维脉维持诸阳之会：按《难经·二十九难》："阳维维于阳，阴维维于阴。"又《难经·二十八难》："故阳维起于诸阳会也，阴维起于诸阴交也。"徐凤将两处《难经》经文并成一句，但阳维脉起于诸阳之会而维系诸条阳经，并非维持诸阳之会，徐凤释义有误。

②如腑会太仓之类：按腑会太仓属于八会穴的内容，与奇经八脉中的阳维脉并不相干，徐凤在注文中插入此句，不明所指。

③交贯：交会贯通。

④通足少阴肾经照海是也：徐凤所释有误。阴跷脉起于足跟之中（《难经·二十八难》）或然骨之后（《素问·脉度》），后人多释为起于足少阴肾经的照海穴，因此照海穴的脉气与阴跷脉相通，是为八脉交会穴之一，但却不能说是阴跷脉通于照海。按所谓八脉交会穴是指十二经脉上有八个穴位与奇经八脉脉气相通，因此称为"八脉交会穴"，并非是指奇经八脉与十二经脉的八个穴位在分布线路上的直接交合，两者意义大不相同，不可混为一谈。

⑤阴维脉维持诸阴之交：此句即是将《难经·二十九难》"阴维维于阴"和《难经·二十八难》"阴维起于诸阴交也"两句合为一句，但阴维脉起于诸阴之交而维系诸条阴经，并非维持诸阴之交，徐凤所云实不可解。

⑥通手厥阴心包络经内关是也：按手厥阴心包经内关穴的脉气通于阴跷脉，但不能认为是阴跷脉通于手厥阴心包经的内关。徐凤注文有误。

⑦系带：腰带。系，拴；缚。

奇经五脉属阴，能治心腹、胁肋在里之疾也。"

杨继洲注："阳跷脉，起于足跟中，循外踝，上入风池，通足太阳膀胱经，申脉是也①。阳维脉者，维持诸阳之会，通手少阳三焦经，外关是也。督脉者，起于下极之腧，并于脊里，上行风府，过脑，循额，至鼻，入龈交，通手太阳小肠经，后溪是也。带脉起于季胁，回身一周，如系带然，通足少阳胆经，临泣是也。言此奇经四脉属阳，主治肩背、腰腿在表之病。

阴跷脉，亦起于足跟中，循内踝，上行至咽喉，交贯冲脉，通足少阴肾经，照海是也。阴维脉者，维持诸阴之交，通手厥阴心包络经，内关是也。任脉起于中极之下，循腹上至咽喉，通手太阴肺经，列缺是也。冲脉起于气冲，并足少阴之经，侠脐上行至胸中而散，通足太阴脾经，公孙是也。言此奇经四脉属阴，能治心腹、胁肋在里之疑。"

吴昆注："此论八法孔穴分表里也②。阳跷谓申脉，阳维谓外关，督脉谓后溪，阴跷谓照海，阴维谓内关，任谓列缺，冲谓公孙，带谓临泣，此八法孔穴也，为针家一大法

---

①通足太阳膀胱经，申脉是也：杨注此句及以下阳维脉"通手少阳三焦经，外关是也"、督脉"通手太阳小肠经，后溪是也"等诸句均沿袭徐注之误，而称阳跷脉通足太阳膀胱经、阳维脉通手少阳三焦经、督脉通手太阳小肠经等等更把八脉交会穴与所属经脉相混同，错讹尤甚。

②此论八法孔穴分表里也：八法孔穴即八脉交会穴。按窦汉卿十分推崇交经八穴亦即八脉交会穴的应用，《针经指南》中更专列《流注八法》一节，说明了他对八脉交会穴的重视。赋文"阳跷、阳维并督脉，主肩背、腰腿在表之病；阴跷、阴维、任、带、冲，去心腹、胁肋在里之疑"一句实际上是指八脉交会穴的主治而言，王国瑞、徐凤、杨继洲诸注只是以奇经八脉本身作释，有失赋文原意。吴注为是。

门^①，详在八法注中细论之。阳跷、督脉主表，阴跷、阴维、任、冲主里，阳维、带脉主半表半里者也^②。"

李学川注："阳跷、阳维、督、带，此四脉属阳。阴跷、阴维、任、冲，此四脉属阴。疑，病也。"

原文

二陵、二跷、二交，似续而交五大^③；两间、两商、两井，相依而列两支^④。

集注

王国瑞注："阳陵泉、阴陵泉、阳跷、阴跷、交信、交

---

①法门：途径；方法。

②阳跷、督脉主表，阴跷、阴维、任、冲主里，阳维、带脉主半表半里者也：按申脉属足太阳经，通阳跷脉；后溪属手太阳经，通督脉；均属太阳，故主表。照海属足少阴经，通阴跷脉；内关属手厥阴经，通阴维脉；列缺属手太阴经，通任脉；公孙属足太阴经，通冲脉；均属阴经，故主里，外关属手少阳经，通阳维脉；足临泣属足少阳经，通带脉；均属少阳，故主半表半里。

③二陵、二跷、二交，似续而交五大：二陵，阴陵泉穴和阳陵泉穴。二跷，申脉穴和照海穴。二交，阳交穴和三阴交穴。似续，同"嗣续"。接续。五大，即五体。指头和四肢。《针方六集》"似"字作"以"。《玉龙经》"五大"作"五太"。

④两间、两商、两井，相依而列两支：两间，二间穴和三间穴。两商，少商穴和商阳穴。两井，天井穴和肩井穴。相依，相互依傍。列两支，分列两上肢。列，《普济方》《针灸聚英》《针灸大成》《针灸逢源》均作"别"。两支，指两上肢。支，同"肢"。《玉龙经》作"肢"。王国瑞校语："'两肢'当作'四肢'。"按"相依而列两支"和"似续而交五大"两联句意在举例指明四肢穴位之间以及四肢穴位和头身之间的交会联系。

仪①；五太者，相接太冲、太白、太溪、太钟、太陵②。商丘、商阳、二间、三间、天井、肩井，相依乎手足四肢也③。上下、左右、前后、内外交平④，而百病可治也。"

徐凤注："二陵者，阴陵、阳陵也。二跷者，阴跷、阳跷也。二交者，阴交、阳交也。续，接续也。五大者，五体也。言此六穴，递相⑤交接于两手、两足并头也。

两间者，二间、三间也。两商者，少商、商阳也。两井者，天井、肩井也。言此六穴，相依而分别于手之两支也。"

杨继洲注："二陵者，阴陵泉、阳陵泉也。二跷者，阴跷、阳跷也。二交者，阴交、阳交也。续，接续也。五大者，五体也。言此六穴，递相交接于两手、两足并头也。

两间者，二间、三间也。两商者，少商、商阳也。两井者，天井、肩井也。言六穴相依而分别于手之两支也。"

吴昆注："二陵，谓阴陵泉、阳陵泉。二跷，谓阴跷、阳跷。二交，谓三阳交⑥、三阴交。取此六穴者，以之相续于足，而交乎五体也。

---

①交仪：即蠡沟。见《针灸聚英》。

②五太者，相接太冲、太白、太溪、太钟、太陵：按《玉龙经》所引赋文中"五大"作"五太"，王国瑞则以五脏原穴释之，所注非是。又太钟即大钟，实为肾经络穴。

③商丘、商阳、二间、三间、天井、肩井，相依乎手足四肢也：按赋文中"两支"系指两上肢，王国瑞释"两商"为商丘、商阳。商丘在足部，故云"手足四肢"。其注与赋文原意不合。

④交平：相平。交，互相。

⑤递相：轮流更换。

⑥三阳交：按十四经穴中并无"三阳交"之名，下肢只有足少阳胆经经穴的"阳交"穴，吴昆释"二交"之一为"三阳交"，未明出处。

两间，谓两间、三间。两商，谓少商、商阳。两井，谓天井、肩井。取此六穴者，以之相依而列于两手也。"

李学川注："二陵，阴、阳陵泉；二跷，照海、申脉；二交，足太阴经三阴交、足少阳经阳交。续，接续。五大，五体也。

两间，二间、三间；两商，少商、商阳；两井，天井、肩井。"

原文

足见①取穴之法，必有②分寸③；先审自意④，次观肉分⑤。

集注

王国瑞注："取穴莫熟于分寸，详字意最紧。"⑥

徐凤注："此言取量穴法，必以男左女右，中指与大指

---

①足见：应该认识到。《普济方》《针灸大成》《针灸逢源》均作"大抵"。大抵，大概；大致上。表示总括一般的情况。《针灸大全》"足"字作"是"。字讹。

②必有：《类经附翼》作"须明"。

③分寸：双关语。既指骨度分寸，又指取穴标准。

④先审自意：审：详查；细究。自意，自己的理解。《针方六集》"自意"作"其意"。又《玉龙经》校语："'自意'当作'字意'。"字意，指穴名的涵义。

⑤肉分（fèn，份）：指穴位局部。

⑥取穴莫熟于分寸，详字意最紧：紧，紧要；重要。按王国瑞以"自意"为"字意"，释义与赋文原意不合。

相屈如环，取内侧纹两角为一寸，各随长短大小取之，此乃同身之寸①。先审病者，是何病？属何经？用何穴？审于我意，次察病者，瘦肥、长短，大小肉分②，骨节发际之间，量度③以取之。"

杨继洲注："此言取量穴法，必以男左女右，中指与大指相屈如环，取内侧纹两角为一寸，各随长短大小取之，此乃同身之寸。先审病者是何病？属何经？用何穴？审于我意，次察病者，瘦肥、长短，大小肉分，骨节发际之间，量度以取之。"

原文

或伸屈④而得之，或平直⑤而安定⑥。

集注

徐凤注："伸屈者，如取环跳之穴，必须伸下足、屈上足以取之，乃得其穴。平直者，或平卧而取之，或正坐而取

---

①此言取量穴法，必以男左女右，中指与大指相屈如环，取内侧纹两角为一寸，各随长短大小取之，此乃同身之寸：按赋文中"分寸"是指以骨度分寸作为取穴标准，徐凤以中指同身寸作释，与赋文原意不合。

②大小肉分：指病人的形体大小及筋肉厚薄。按徐凤所释"肉分"与赋文原意有别。

③量度：测量；测定。

④伸屈：《针方六集》《类经附翼》均作"屈伸"。《针灸聚英》此二字前脱"或"字。

⑤平直：平，平卧；直，直立或正坐。

⑥安定：体位安适而确定穴位。

之，或直立而取之，自然安定；如承浆在唇下宛宛中①之类也。"

杨继洲注："伸屈者，如取环跳之穴，必须伸下足、屈上足以取之，乃得其穴。平直者，或平卧而取之，或正坐而取之，或正立而取之，自然安定；如承浆在唇下宛宛中之类也。"

原文

在阳部筋骨之侧，陷下②为真③；在阴分郤䐃④之间，动脉相应⑤。

集注

王国瑞注："手背、足背、脊背，阳部分，在两筋之旁，以指按陷下者是穴。手心、脚底、肚腹，阴之分，在筋骨郤䐃之间，以指下动脉应之是穴也。"

徐凤注："阳部者，诸阳之经也。如合谷、三里、阳陵泉等穴，必取侠骨侧指陷中⑥为真也。阴分者，诸阴之经

---

①宛宛中：凹陷中。宛宛，凹陷。《诗·陈风·宛丘》毛传："四方高中央下曰'宛丘'。"

②陷下：指筋骨侧的凹陷处。

③真：正。指穴位所在。

④郤：通"隙"。隙缝。䐃，腘窝。这里泛指四肢各关节屈曲面的凹陷。

⑤动脉相应：指穴位在动脉附近。相应，相契合。按穴位的确定与血脉有关，血脉的所在往往也就是穴位的所在，所以一些穴位即是以所在处的血脉为名，如大迎、人迎、气冲、冲门、冲阳、太冲等。

⑥侠骨侧指陷中：指筋骨侧的指压凹陷之中。侠，通"挟"。挟，从旁夹着；依傍。

也。如箕门、五里、太冲等穴，在屈心①之间，必以动脉应指②，乃为真穴也。"

杨继洲注："阳部者，诸阳之经也。如合谷、三里、阳陵泉等穴，必取侠骨侧指陷中为真也。阴分者，诸阴之经也，如手心、脚内、肚腹等穴，必以筋骨郄腘动脉应指，乃为真穴也。"

原文

取五穴用一穴③而必端④，取三经使⑤一经而可正⑥。

集注

王国瑞注："取五穴者，谓如阳经用甲、丙、戊、庚、壬时，取一时，分井、荥、俞、经、合五穴，既定，然后取一穴，得时刺之⑦。三经者，假令胆经受病，宜取肝经拘关，

----

①屈心：指屈曲面的凹陷处。心，中心；中央。

②动脉应指：意为指压时有动脉搏动感。

③取五穴用一穴：《医学纲目》作"按五穴定一穴"。

④端：端正；正确。

⑤使：使用；运用。《普济方》《针灸大全》《针灸聚英》《医学纲目》《针灸大成》《针方六集》《针灸逢源》均作"用"。

⑥正：使动用法。使端正；使不偏斜。

⑦取五穴者，谓如阳经用甲、丙、戊、庚、壬时，取一时，分井、荥、俞、经、合五穴，既定，然后取一穴，得时刺之：按赋文"取五穴用一穴而必端"是指在体表确定穴位位置的方法。取某一穴位时，要一并确定该穴上、下、左、右四穴的位置，这样该穴的定位自然正确无误。王国瑞则以按时取五输穴作释，与赋文原意不合。

又取脾经；甲胆与乙脾为奇偶，三经只取一经①。余同此例。"

徐凤注："此言取穴之法，必须点取五穴之中而用一穴，则可为端的②矣。若用一经，必须取三经而正一经之是非③也。"

杨继洲注："此言取穴之法，必须点取五穴之中而用一穴，则可为端的矣。若用一经，必须取三经而正一经之是非矣。"

原文

头部与肩部详分④，督脉与任脉易定⑤。

集注

王国瑞注："此言经络须要精熟⑥。督脉、任脉，一阳一阴，在明师手指⑦，不可造次。"

---

①三经者，假令胆经受病，宜取肝经拘关；又取脾经，甲胆与己脾为奇偶，三经只取一经：拘关，约束门户要害。按赋文"取三经使一经而可正"是指在取某一经脉时，也要同时确定该经左右两侧经脉的循行线路，这样该经的定位便不会有偏差。王国瑞却以经脉之间的内外表里、阴阳奇偶关系作释，与赋文原意不合。

②端的：凭准；依据。

③是非：指偏差。

④头部与肩部详分：指头部与肩部的穴位应该审慎分辨。详，审慎。

⑤易定：容易确定。原作"异定"。《针灸聚英》"异"字下注云："一作'易'。"《针灸大全》《医统大全》《针灸大成》《类经附翼》《针灸逢源》均作"易定"，兹据改。

⑥精熟：精通熟悉。

⑦在明师手指：指取穴的正确与否由医生是否精通针法而决定。明师，指精通针法的人。手指，即指下定穴。

徐凤注："头部与肩部，则穴繁多，但医者以自意详审大小、肥瘦而分之。督、任二脉，直行背、腹中而有分寸，则易定也。"

杨继洲注："头部与肩部，则穴繁多，但医者以自意详审大小、肥瘦而分之。督、任二脉，直行背、腹中而有分寸，则易定也。"

吴昆注："取穴之理，大率①详此。"

原文

明标与本②，论刺深刺浅之经③；住痛移疼，取相交相贯之径④。

集注

王国瑞注："日法⑤：寅、卯、辰，上为标⑥；申、酉、

---

①大率：大抵；大致。

②明标与本：明确疾病的标本。如先病为本，后病为标；久病为本，新病为标；内病为本，外病为标；脏病为本，腑病为标；脏腑病为本，经络病为标，等等。《类经附翼》"明"字作"察"。

③论刺深刺浅之经：以决定经脉的针刺深浅。指十二经脉的针刺深浅有所不同。论，衡量；评定。按《灵枢·经水》："足阳明刺深六分，留十呼。足太阳深五分，留七呼。足少阳深四分，留五呼。足太阴深三分，留四呼。足少阴深二分，留三呼。足厥阴深一分，留二呼。手之阴阳，其受气之道近，其气之来疾，其刺深者皆无过二分，其留皆无过一呼。其少长大小肥瘦，以心撩之，命曰'法天之常'。"《针方六集》"经"字作"宜"。

④相交相贯之径：指经脉交会穴。相交，数经相交。相贯，数经贯通。径，径路；方法。既指交会穴所在，又有"捷径"之义。

⑤日法：指按每日十二时辰地支确定标本之法。

⑥上为标：指寅时、卯时、辰时均在上午，为标。

戌，下为本①；巳、午、未，上为标②；亥、子、丑，下为本③。故知标病大，本病轻浅也④。交贯之路，谓阴交阳会，走经走络，配合之处也，皆可互标而刺之⑤。"

徐凤注："标本者，非止一端也。有六经之标本，有天地阴阳之标本，有传病⑥之标本。夫六经之标本者⑦，"足太阳之本在足跟上五寸，标在目也⑧；足少阳之本在窍阴，标在耳也⑨。足阳明之本在厉兑，标在人迎、颊挟颃颡也⑩。

---

①下为本：指申时、酉时、戌时均在下午及晚上，为本。

②上为标：指巳时、午时、未时均在白天，为标。

③下为本：指亥时、子时、丑时均在夜间，为本。

④故知标病大，本病轻浅也：按王国瑞以十二时辰所属的上午、下午、白天、夜间分标本，并以此判定标本的大小深浅，未明出处。

⑤皆可互标而刺之：互标，指互为标本。按王国瑞所释刺法其义未明。

⑥传病：指疾病由某一脏腑或某一经脉传入另一脏腑或另一经脉。

⑦夫六经之标本者：按以下引文出自《灵枢·卫气》，与原文略有差异。

⑧足太阳之本在足跟上五寸，标在目也：《灵枢·卫气》作"足太阳之本在跟以上五寸中，标在两络命门。命门者，目也"。张介宾《类经》卷七诸经标本气街注："足太阳之本在跟上五寸中，即外踝上三寸，当是附阳穴也。标在两络命门，即睛明穴。睛明左右各一，故云'两络'。"

⑨足少阳之本在窍阴，标在耳也：《灵枢·卫气》作"足少阳之本在窍阴之间，标在窗笼之前。窗笼者，耳也"。张介宾《类经》卷七诸经标本气街注："窍阴，在小趾次趾端。窗笼者，耳也。即手太阳听宫穴。"

⑩足阳明之本在厉兑，标在人迎、颊挟颃颡（háng sǎng，吭嗓）也：颊挟颃颡，指面颊之下，挟于喉咙两侧的部位。挟，夹持。在两旁夹住。颃颡，鼻咽部。张介宾《类经》卷七诸经标本气街注："厉兑，在足次趾端。人迎，在颊下，挟结喉旁也。"

足太阴之本在中封前上四寸，标在背脾俞与舌本也①。足少阴之本在内踝上三寸中，标在背肾俞与舌下两脉也②。足厥阴之本在行间上五寸中所，标在背肝俞也③。手太阳之本在手外踝后，标在命门之上一寸也④。手少阳之本在小指、次指之间上一寸，标在耳后上角下外眦也⑤。手阳明之本在肘

---

①足太阴之本在中封前上四寸，标在背脾俞与舌本也：《灵枢·卫气》作"足太阴之本在中封前上四寸之中，标在背腧与舌本也"。张介宾《类经》卷七诸经标本气街注："中封，足厥阴经穴。前上四寸之中，当是三阴交也。背腧，即脾腧也。舌本，舌根也。"

②足少阴之本在内踝上三寸中，标在背肾俞与舌下两脉也：《灵枢·卫气》作"足少阴之本在内踝下上三寸中，标在背腧与舌下两脉也"。张介宾《类经》卷七诸经标本气街注："内踝下上三寸中，踝下一寸，照海也；踝上二寸，复溜、交信也。皆足少阴之本。背腧，肾腧也。舌下两脉，廉泉也。皆足少阴之标。"

③足厥阴之本在行间上五寸中所，标在背肝俞也：所，处。《灵枢·卫气》作"足厥阴之本在行间上五寸所，标在背腧也"。张介宾《类经》卷七诸经标本气街注："行间上五寸所，当是中封穴。背腧即肝腧。"

④手太阳之本在手外踝后，标在命门之上一寸也：《灵枢·卫气》作"手太阳之本在外踝之后，标在命门之上一寸也"。张介宾《类经》卷七诸经标本气街注："手外踝之后，当是养老穴也。命门之上一寸，当是睛明穴上一寸。盖睛明为手足太阳之会也。"

⑤手少阳之本在小指、次指之间上一寸，标在耳后上角下外眦也：《灵枢·卫气》作"手少阳之本在小指、次指之间上二寸，标在耳后上角下外眦也"。张介宾《类经》卷七诸经标本气街注："手小指次指之间上二寸，当是液门穴也。耳后上角，当是角孙穴。下外眦，当是丝竹空也。"

骨中上别阳，标在额下合钳上也^①。手太阴之本在寸口之中，标在腋内动脉也^②。手少阴之本在锐骨之端，标在背心俞也^③。手厥阴之本在掌后两筋之间二寸中，标在筋下三寸也^④。"此乃十二经之标本。

《经》云^⑤：'病有标本，刺有逆从、浅深之理^⑥。凡刺

---

①手阳明之本在肘骨中上别阳，标在额下合钳上也：钳，古代刑具。束颈的铁圈。《灵枢·卫气》作"手阳明之本在肘骨中，上至别阳；标在颜下合钳上也"。杨上善《太素》卷十经脉标本注："手阳明厥脉起大指次指之端，循指上廉至肘外廉骨中，上至臂臑，臂臑手阳明络，名曰'别阳'，以下至肘骨中，为手阳明本也。末在颊下一寸，人迎后，扶突上，名'钳'。钳，颈铁也，当此铁处，名为'钳上'。"按杨注则"钳上"为扶突穴。又杨注"手阳明厥脉"之"厥"字误衍。张介宾《类经》卷七诸经标本气街注："肘骨中，当是曲池穴也。别阳，义未详。手阳明上挟鼻孔，故标在颜下。颜，额庭也。钳上，即《根结篇》'钳耳'之义，谓脉由足阳明大迎之次，挟耳之两旁也。"

②手太阴之本在寸口之中，标在腋内动脉也：《灵枢·卫气》作"手太阴之本在寸口之中，标在腋内动也"。刘衡如校："'腋内动'，此后应据《甲乙》卷二第四、《太素》卷十《经脉标本》及《千金》卷十七第一补'脉'字。"张介宾《类经》卷七诸经标本气街注："寸口之中，太渊穴也。腋内动脉，天府穴也。"

③手少阴之本在锐骨之端，标在背心俞也：《灵枢·卫气》作"手少阴之本在锐骨之端，标在背腧也"。张介宾《类经》卷七诸经标本气街注："锐骨之端，神门穴也。背腧，心腧也。"

④手厥阴之本在掌后两筋之间二寸中，标在筋下三寸也：《灵枢·卫气》作"手心主之本在掌后两筋之间二寸中，标在腋下下三寸也"。张介宾《类经》卷七诸经标本气街注："掌后两筋间二寸中，内关也。腋下三寸，天池也。"

⑤《经》云：按以下引文出自《素问·标本病传论》，与原文略有差异。

⑥病有标本，刺有逆从、浅深之理：《素问·标本病传论》作"病有标本，刺有逆从"。逆从，即逆顺。

之方，必别阴阳。前后相应，逆从得施，标本相移①。'故曰：'有其在标而求之于标，有其在本而求之于本，有其在本而求之于标，有其在标而求之于本。'故治有取标而得者，有取本而得者，有逆取而得者，有从取而得者。故知逆从，正行无间②。明知标本者，万举万当；不知标本者，是谓'妄行'③。夫阴阳标本，逆从之道也④。小而言大，一而知百病之害⑤。少而多，浅而博，可以言一而知百也。以浅而知深，察近而知远，标本易言而世人识见无能及也⑥。治反为逆，治得为从。先病而后逆者，先逆而后病者，先病而后生寒者，先热而后生病者，此五者俱治其本也⑦。先热而后中满者治其标⑧，先病而后泄者治其本，先泄而后生他病

①相移：彼此改变。

②故知逆从，正行无间：'间'字当为'问'字之讹。《素问·标本病传论》作'故知逆与从，正行无问'。正行无问，即依理而行不会有疑问。

③妄行：胡作非为。

④夫阴阳标本，逆从之道也：《素问·标本病传论》作'夫阴阳逆从标本之为道也'。

⑤小而言大，一而知百病之害：《素问·标本病传论》作'小而大，言一而知百病之害'。

⑥标本易言而世人识见无能及也：识见，见解；见识。及，达到。《素问·标本病传论》作'言标与本，易而勿及'。按王冰注：'虽事极深玄，人非咫尺，略以浅近，而悉贯之。然标本之道，虽易可为言，而世人识见无能及者。'

⑦先病而后逆者，先逆而后病者，先病而后生寒者，先热而后生病者，此五者俱治其本也：《素问·标本病传论》作'先病而后逆者治其本，先逆而后病者治其本，先寒而后生病者治其本，先病而后生寒者治其本，先热而后生病者治其本'。

⑧先热而后中满者治其标：《素问·标本病传论》'中满'二字前有'生'字。

者，治其本。必且调之，乃治其他病。先病而后中满者治其标①；先中满而后烦心者治其本。大小便不利治其标；大小便利治其本②。大小便不利而生病者治其本③。病发而有余，本而标之，先治其本，后治其标。病发而不足，标而本之，先治其标，后治其本。'又云④：'得病日为本，传病为标也。'浅深者，刺阳经必中荣，须浅而卧针，无伤于卫也。刺阴分必中卫，须深而立针，无损于荣也⑤。此谓阴阳、标本、浅深之道也。

此言用针之法，有住痛移疼之功者，必先以针左行左转而得九数，复以右行右转而得六数，此乃阴阳交贯之道也⑥。经脉亦有交贯，如太阴肺之列缺交于阳明大肠之路，

---

①先病而后中满者治其标：《素问·标本病传论》"中满"二字前有"生"字。

②大小便不利治其标；大小便利治其本：《素问·标本病传论》作"大小不利治其标；大小利治其本"。大小，即大小便。

③大小便不利而生病者治其本：《素问·标本病传论》作"先大小不利而后生病者治其本"，在"病发而不足，标而本之，先治其标，后治其本"之后，此前并有"谨察间甚，以意调之，间者并行，甚者独行"一句。

④又云：以下引文出处不详。

⑤浅深者，刺阳经必中荣，须浅而卧针，无伤于卫也。刺阴分必中卫，须深而立针，无损于荣也：按《难经·七十一难》："《经》言'刺荣无伤卫，刺卫无伤荣'，何谓也？然。针阳者，卧针而刺之；刺阴者，先以左手摄按所针荣俞之处，气散乃内针。是谓'刺荣无伤卫，刺卫无伤荣'也。"卫浅荣深，刺阳经必须中卫而不可伤荣，刺阴分必须中荣而不可伤卫。徐凤所注有误。

⑥此言用针之法，有住痛移疼之功者，必先以针左行左转而得九数，复以右行右转而得六数，此乃阴阳交贯之道也：先以针左转九数，再右转六数，反复行针，即后世所称"龙虎交战"手法，用于痛症。阴阳交贯，指阴阳交会贯通。按赋文"住痛移疼，取相交相贯之径"所述为取穴之法，徐凤则以针刺手法作释，与赋文原意不合。

阳明胃之丰隆别走于太阴之径，此之类也①。"

杨继洲注："标本者，非止一端也。有六经之标本，有天地阴阳之标本，有传病之标本。以人身论之，则外为标，内为本；阳为标，阴为本；腑阳为标，脏阴为本；脏腑在内为本，经络在外为标也。六经之标本者，足太阳之本在足跟上五寸，标在目；足少阳之本在窍阴，标在耳之类是也。更有人身之脏腑、阳气阴血、经络，各有标本。以病论之，先受病为本，后传变为标。凡治病者，先治其本，后治其标，余症皆除矣。谓如先生轻病，后滋生重病，亦先治其轻病也。若有中满，无问标本，先治中满为急。若中满、大小便不利，亦无标本，先利大小便、治中满尤急也。除此三者之外，皆治其本，不可不慎也。从前来者实邪，从后来者虚邪②；此子

---

①经脉亦有交贯，如太阴肺之列缺交于阳明大肠之路，阳明胃之丰隆别走于太阴之径，此之类也：按赋文"相交相贯之径"系指经脉交会穴，徐凤仅以络穴作释，失于片面。

②从前来者实邪，从后来者虚邪：按《难经·五十难》："病有虚邪，有实邪，有贼邪，有微邪，有正邪，何以别之？然。从后来者为虚邪，从前来者为实邪，从所不胜来者为贼邪，从所胜来者为微邪，自病为正邪。何以言之？假令心病，中风得之为虚邪，伤暑得之为正邪，饮食劳倦得之为实邪，伤寒得之为微邪，中湿得之为贼邪。"这是用五行生克的关系解释五邪所伤，即从生我之脏传来的邪气为"虚邪"，从我生之脏传来的邪气为"实邪"，从克我之脏传来的邪气为"贼邪"，从我克之脏传来的邪气为"微邪"，而直接侵犯本脏的邪气则为"正邪"。参见《难经·四十九难》。

能令母实、母能令子虚也①。治法'虚则补其母，实则泻其子'②。假令肝受心之邪，是从前来者，为实邪也，当泻其火；然直泻火，十二经络中，各有金、木、水、火、土也，当木之本，分其火也。故《标本论》③云：'本而标之，先治其本，后治其标。'④既肝受火之邪，先于肝经五穴，泻荥火行间也⑤。以药论，入肝经为引，用泻心药为君也。是治实邪病矣。又假令肝受肾邪，是为从后来者，为虚邪，当补其母，故《标本论》云：'标而本之，先治其标，后治其

---

①此子能令母实、母能令子虚也：即治子可以补母，治母可以泻子。按"子能令母实，母能令子虚"一语出自《难经·七十五难》，系应用五行生克的关系来解释"东方实、西方虚"的脾虚病症以及所采用的"泻南方、补北方"治法。脾虚是由于肝实所造成，是为木克土，即东方实；但脾土虚却导致了肺金虚，此为母病及子，即西方虚。因此要泻心补肾，即泻南方、补北方。泻心是为了泻肝，亦即"实则泻其子"；补肾也是为了泻肝，"母能令子虚"；补肾又能补肺，"子能令母实"。泻南方、补北方治法的最终目的仍是为了治疗脾的虚证。泻肝可以扶脾，以解除脾虚的根本原因；补肺即是补脾，"子能令母实"，也是为了治疗脾的虚证；如此以来，通过五行生克的联系，在"东方实、西方虚"和"泻南方，补北方"的表述下，脾虚的病证和治法都得到了统一。但在杨注中，"子能令母实，母能令子虚"一句实际上与上句"从前来者实邪，从后来者虚邪"并无关联。

②虚则补其母，实则泻其子：出自《难经·六十九难》。

③《标本论》：即《素问·标本病传论》。

④本而标之，先治其本，后治其标：《素问·标本病传论》"本而标之"四字前有"病发而有余"五字。

⑤既肝受火之邪，先于肝经五穴，泻荥火行间也：此即先治其本，采用的是五输穴的补母泻子取穴法。肝属木，木生火，行间为肝经荥穴属火，亦即肝经的子穴，所以肝经的实症应泻荥火行间。既，既然。

本。'①肝木既受水邪，当先于肾经涌泉穴补木，是先治其标②；后于肝经曲泉穴泻水，是后治其本③。此先治其标者，推其至理④，亦是先治其本也。以药论之，入肾经药为引，用补肝经药为君，是也⑤。以得病之日为本，传病之日为标，亦是⑥。

此言用针之法，有'住痛移疼'之功用者也。先以针左行左转而得九数，复以针右行右转而得六数，此乃阴阳交贯之道也。经脉亦有交贯，如手太阴肺之列缺，交于阳明之路；足阳明胃之丰隆，走于太阴之径，此之类也。"

吴昆注："病有标有本，必明何者为标，何者为本。急

---

①标而本之，先治其标，后治其本：《素问·标本病传论》"标而本之"四字前有"病发而不足"五字。

②肝木既受水邪，当先于肾经涌泉穴补木，是先治其标：此即先治其标，采用的是异经补母泻子取穴法。肝属木，水生木，而肾属水，为肝经的母经，肾经涌泉穴则为水中之木，所以补肾经的涌泉穴以治疗肝经的虚症。先治其标，即先补肝虚。

③后于肝经曲泉穴泻水，是后治其本：此即后治其本，采用的是本经补母泻子取穴法。肝受肾邪，肝属木，肾属水，肝经曲泉穴则为木中之水，所以泻肝经的曲泉穴以泻除肾水之邪。后治其本，即后泻肾邪。

④此先治其标者，推其至理，亦是先治其本也：指肝因肾邪而致病，所病为虚，故先补肝虚为先治其标；而病变在肝，故先补肝虚亦是先治其本。至理，最正确的道理。

⑤以药论之，入肾经药为引，用补肝经药为君，是也：意为用补肝经药为君是治本，用肾经药为引是治标，其中先治其本、后治其标的道理与针刺相同。

⑥以得病之日为本，传病之日为标，亦是：指以得病之日为本、传病之日为标的治法，同样也是先治其本、后治其标。

则治其标，缓则治其本。又诸经气血，为病不同；四时、肥瘠①，浅深亦异。病在气分及形瘠者，宜刺浅；病在阴分及形肥者，宜刺深。

经脉直行者，有左右相交；络脉别走者，为表里相贯。针家住痛移疼，取此交贯孔穴而已。径，路之小而捷者，指络脉而言②。"

李学川注："如手太阴列缺交于阳明之络、足阳明丰隆别走太阴之类。"

原文

岂不闻脏腑病，而求门、海、俞、募之微③；经络滞，而求原、别、交、会之道④。

---

①肥瘠（jí，急）：肥瘦。

②径，路之小而捷者，指络脉而言：按吴昆释"径"为络脉，与赋文原意不合。

③岂不闻脏腑病，而求门、海、俞、募之微：门，指以"门"命名的腧穴。经穴中以"门"命名的穴位共22个，即云门、梁门、关门、滑肉门、箕门、冲门、神门、风门、魂门、肓门、殷门、金门、幽门、郄门、液门、耳门、京门、章门、期门、命门、哑门、石门。海，指以"海"命名的腧穴。经穴中以"海"命名的穴位共5个，即血海、少海、小海、照海、气海。俞，指十二脏腑背俞穴。募，指十二脏腑募穴。微，微妙。按《医统大全》《类经附翼》均无"而"字。

④经络滞，而求原、别、交、会之道：原，指原穴。别，指络穴。交，指数经相交的交会穴。会，指八会穴。道，方法。按《类经附翼》"而求"作"索"。

集注

王国瑞注："门、海，出入之道；俞、募，终始之处。五脏各有俞募，阴俞阴，谓之'交'；阳原阳，谓之'会'①。"

徐凤注："门、海者，如章门、气海之类。俞者，五脏六腑之俞也，俱在背部二行中。募者，脏腑之募。肺募中府、心募巨阙、胃募中脘、肝募期门、胆募日月、脾募章门、肾募京门、大肠募天枢、小肠募关元，但三焦、包络、膀胱无募矣②。此言五脏六腑之有病，必取此门、海、俞、募之穴而刺之，最微妙矣。

原者，十二经之原也。别，阳别③也。交，阴交④也。会，八会也。夫十二原者，胆原丘墟、肝原太冲、小肠原腕骨、心原神门、胃原冲阳、脾原太白、大肠原合谷、肺原太渊、膀胱原京骨、肾原太溪、三焦原阳池、包络原大陵。八会者，血会膈俞、气会膻中、脉会太渊、筋会阳陵泉、骨会大杼、髓会绝骨、脏会章门、腑会中脘也。此言经络血气凝

---

①五脏各有俞募，阴俞阴，谓之"交"；阳原阳，谓之"会"：按王国瑞所云"阴俞阴""阳原阳"两句文义晦涩，不明所指。

②但三焦、包络、膀胱无募矣：徐凤注文有误。按《脉经》卷三第五："膀胱俞在第十九椎，募在中极。"《甲乙》卷三第十九："石门，三焦募也。"又："中极，膀胱募也。"只有心包募穴未见载于《脉经》《甲乙》诸书。

③阳别：即别阳。阳交穴、阳池穴均别名"别阳"，见《甲乙》卷三。

④阴交：指阴交穴或三阴交穴。

结不通者，必取此原、别、交、会之穴而刺之。"

杨继洲注："门、海者，如章门、气海之类。俞者，五脏六腑之俞也，俱在背部二行。募者，脏腑之募。肺募中府、心募巨阙、肝募期门、脾募章门、肾募京门、胃募中脘、胆募日月、大肠募天枢、小肠募关元、三焦募石门、膀胱募中极。此言五脏六腑之有病。必取此门、海、俞、募之最微妙矣。

原者，十二经之原也。别，阳别也。交，阴交也。会，八会也。夫十二原者，胆原丘墟、肝原太冲、小肠原腕骨、心原神门、胃原冲阳、脾原太白、大肠原合谷、肺原太渊、膀胱原京骨、肾原太溪、三焦原阳池、包络原大陵。八会者，血会膈俞、气会膻中、脉会太渊、筋会阳陵泉、骨会大杼、髓会绝骨、脏会章门、腑会中脘也。此言经络血气凝结不通者，必取此原、别、交、会之穴而刺之。"

吴昆注："门，谓五门，十二经之井、荥、俞、经、合也①。谓之'门'者，以本经之气由之出入也。海，谓四海，髓海、气海、血海、水谷之海也②。谓之'海'者，以其涵蓄者大也。胃为水谷之海，其输上在气街③，下在三里。冲

①门，谓五门，十二经之井、荥、俞、经、合也：按吴昆释"门"为五输穴，与赋文原意不合。
②海，谓四海，髓海、气海、血海、水谷之海也：按赋文中"门""海""俞""募"并称，均指穴位，吴昆释"海"为四海，与赋文原意不合。
③气街：即气冲穴。

脉为十二经之海，其输上在大杼，下出于巨虚之上、下廉①。膻中为气之海，其输上在于柱骨之上下，前在于人迎②。脑为髓之海，其输上在于其盖，下在风府③。俞，谓肺俞、包络俞、心俞、肝俞、胆俞、脾俞、胃俞、三焦俞、肾俞、大肠俞、小肠俞、膀胱俞。谓之'俞'者，脏腑之气于此转输也。募，谓肺募中府、心募巨阙、肝募期门、脾募章门、肾募京门、胃募中脘、胆募日月、大肠募天枢、小肠募关元、三焦募石门、膀胱募中极。谓之'募'者，脏腑之气于此召募也④。以上门、海、俞、募之微，凡脏腑病者宜求之。

---

①巨虚之上、下廉：即上巨虚穴和下巨虚穴。

②其输上在于柱骨之上下，前在于人迎：柱骨之上下，指哑门、大椎二穴。张介宾《类经》卷九人之四海注："柱骨，项后天柱骨也。《忧恚无言篇》曰：'颃颡者，分气之所泄也。'故气海运行之输，一在颃颡之后，即柱骨之上下，谓督脉之哑门、大椎也；一在颃颡之前，谓足阳明之人迎也。"颃颡，鼻咽部。

③脑为髓之海，其输上在于其盖，下在风府：其盖，指百会穴。盖，脑盖。即颅顶骨。杨上善《太素》卷五四海合注："胃流津液，渗入骨空，变而为髓，头中最多，故为海也。是肾所生，其气上输脑盖百会之穴，下输风府也。"又张介宾《类经》卷九人之四海注："盖，脑盖骨也，即督脉之囟会。风府，亦督脉穴。此皆髓海之上下前后输也。"

④谓之"募"者，脏腑之气于此召募也：按"募"字的本意为征召，故吴昆以召募释之。但募穴之"募"涵义有所不同，募，通"膜"。指胸腹腔内的隔膜。朱骏声《说文通训定声》："募，假借为'膜'。"募穴位于胸腹部，为脏腑经气结聚输注之处，故以"募"字为名。吴昆所释不确。

原，谓十二经之原，三焦之气所游行者也^①。肺之原太渊、包络之原大陵、肝之原太冲、脾之原太白、肾之原太溪、心之原兑骨^②（即神门也）、胆之原丘墟、胃之原冲阳、三焦之原阳池、膀胱之原京骨、大肠之原合谷、小肠之原腕骨。五脏无原，以俞为原也。

别，谓十二经别走之络，为阴阳表里往来之关^③也。手太阴别走阳明者为列缺，手阳明别走太阴者为偏历，手少阴别走太阳者为通里，手太阳别走少阴者为支正，手厥阴别走少阳者为内关，手少阳别走厥阴者为外关，足太阳别走少阴者为飞扬，足少阴别走太阳者为大钟，足阳明别走太阴者为丰隆，足太阴别走阳明者为公孙（又为漏谷）^④，足少阳别走厥阴者为光明，足厥阴别走少阳者为蠡沟。

交，谓两脉交贯也，左右相交，如人中、承浆；前后相

①原，谓十二经之原，三焦之气所游行者也：按《难经·六十六难》："脐下肾间动气者，人之生命也，十二经之根本也，故名曰'原'。三焦者，原气之别使也，主通行三气，经历于五脏六腑。原者，三焦之尊号也，故所止辄为原。五脏六腑之有病者，取其原也。"肾间动气，指两肾间所藏的真气。《难经·八难》："诸十二经脉，皆系于生气之原。所谓'生气之原'者，谓十二经之根本也，谓肾间动气也。此五脏六腑之本，十二经脉之根，呼吸之门，三焦之原。"三气，即上、中、下三焦之气。

②兑骨：神门穴的别名。按兑骨即锐骨，今称腕豆骨。兑，通"锐"。神门穴位于掌后兑骨之端，因以为名。

③关：门户；出入口。

④足太阴别走阳明者为公孙（又为漏谷）：足太阴别络为公孙，见《灵枢·经脉》。又漏谷亦为足太阴络，见《甲乙》卷三及《千金》卷二十九，《铜人针灸腧穴图经》则称"太阴络"为漏谷别名。

交，如阳交、阴交是也。

会者，谓二经、三经、四经、五经共会于一穴也。今详考之：

在头部者，神庭为督脉、足太阳、少阳之会，禁不可刺。本神为足少阳、阳维之会。头维亦足少阳、阳维之会，禁不可灸。百会为督脉、足太阳所会。风府为督脉、阳维之会。临泣为足太阳、少阳、阳维之会。目窗、正营、承灵①、脑空，皆足少阳、阳维之会。率谷、曲鬓、浮白、窍阴、完骨，皆足太阳、少阳之会。风池为足少阳、阳维之会。

在面部者，颔厌②为手少阳、足阳明之会。悬厘为手足少阳、阳明之会。阳白为足少阳、阳维之会。睛明为手足太阳、足阳明之会。瞳子髎为手足太阳之会。承泣为阳跷、任脉、足阳明之会。颧髎为手少阳、太阳之会。迎香为手足阳明之会。巨髎为阳跷、足阳明之会。水沟为督脉、手足阳明之会。地仓为阳跷、手足阳明之会。承浆为足阳明、任脉之会。

在耳部前后者，上关为手少阳、足阳明之会。下关为足阳明、少阳之会。禾髎③、听宫为手足少阳、手太阳之会。角孙为手足少阳、手阳明之会。翳风为手足少阳之会。

在颈部者，廉泉为阴维、任脉之会。

在肩部者，肩井为足少阳、阳维之会。巨骨为手阳明、阳跷之会。天髎为手少阳、阳维之会。肩髃为手阳明、阳跷之会。臑俞为手太阳、阳维、阳跷之会。秉风为手阳明、太

---

①承灵：原作"承临"。据《甲乙》改。

②颔厌：原作"会厌"。据《甲乙》改。

③禾髎：当作"和髎"。

阳、手足少阳之会。

在胸部者，天突为阳维、任脉之会。

在腋胁者，天池为手厥阳、足少阳之会。

在腹部者，上脘为任脉、足阳明、手太阳之会。中脘为手太阳、少阳、足阳明、任脉之会。下脘为足太阴、任脉之会。阴交为任脉、冲脉之会。关元、中极为足三阴、任脉之会。曲骨为足厥阴、任脉之会。会阴为任脉别络、督脉、冲脉之会。幽门、通谷、阴都、食关①、商曲、肓俞、中注、四满、气穴、大赫、横骨，皆冲脉、足少阴之会。期门为太阴、厥阴、阴维之会。日月为足太阴、少阳之会。腹哀、大横皆为足太阴、阴维之会。府舍为足太阴、阴维、厥阴之会。冲门为足太阴、厥阴之会。章门为足厥阴、少阳之会。维道为足少阳、带脉之会。居髎为阳跷、足少阳之会。

在背部者，大椎为足太阳、督脉之会。大杼为手足太阳之会。风门为督脉、足太阳之会。附分为手足太阳之会。

在手部者，手三阴，独鱼际为诸阴络之会。手三阳，独臂臑为手阳明络之会。

在足部者，三阴交为足太阴、少阴、厥阴之会。巨虚上廉为足阳明与大肠合。巨虚下廉为足阳明与小肠合。悬钟为足三阳络。

以上诸经原、别、交、会之道，凡经络壅滞不得流通者，皆当求也。"

李学川注："门，章门。海，气海。

各经之原及阳别、阴交、八会诸穴。"

---

①食关：当作"石关"。"食"字应为"石"字之讹。

原文

更穷四根、三结①，依标本②而刺无不痊；但用八法、五门③，分主客④而针无不效。

集注

王国瑞注："《素问》云⑤：'太阳根于至阴，结于命门⑥；阳明根于厉兑，结于颃颡⑦；少阳根于窍阴，结于窗

---

①四根、三结：经脉以四肢末端的井穴为根，称四根；以头、胸、腹三部为结，称三结。

②标本：指十二经标本。手足三阳经的"标"在头面部，手足三阴经的"标"在背俞等处，手足十二经的"本"均在四肢肘膝以下。

③八法、五门：八法指八脉交会穴。又指按时刺灸的流注八法，或指用针八法。五门指五输穴。又指五门十变。天干合而为五，分而为十；即甲与己合、乙与庚合、丙与辛合、丁与壬合、戊与庚合，故称"五门十变"。

④主客：八脉交会穴及五输穴均可两两配合用穴，先针之穴为主，后针之穴为客。至于后世《针灸大成》《医宗金鉴》等书中将先针原穴为主、后针络穴为客的原络配穴法称为主客配穴，则是对赋文"主客"概念的应用扩充，并非赋文原意。

⑤《素问》云：按以下引文出自《灵枢·根结》，与原文略有差异。王国瑞云出自《素问》，不确，《素问》中仅《阴阳离合论》篇载有下文中少许文字。

⑥太阳根于至阴，结于命门：命门，指睛明穴。《灵枢·根结》此句下有"命门者，目也"五字。王冰《素问·阴阳离合论》注："命门者，脏精光照之所，则两目也。"

⑦阳明根于厉兑，结于颃颡：《灵枢·根结》"颃颡"作"颡大"，其下有"颡大者，钳耳也"六字。颡大，指头维穴。丹波元简注："楼氏（按：指楼英）云：'颡大，谓额角入发际头维二穴也，以其钳束于耳上，故名'钳耳'也。'知马（按：指马莳）从楼说，今从之。"按《甲乙》卷二第五作"颃颡"。

笼①；太阴根于隐白，结于太仓②；少阴根于涌泉，结于廉泉③；厥阴根于大敦，结于玉英④。'此谓'三结''四根'⑤。有⑥'足太阳根于复溜⑦，溜于京骨，注于昆仑，入于天柱、飞扬也；足少阳根于窍阴，溜于丘墟，注于阳辅，入于光明、天容⑧也；足阳明根于厉兑，溜于冲阳，注于下陵⑨，入于人迎、丰隆也；手太阳根于少泽，溜于阳谷，注于少海⑩，入于天窗、支正也；手少阳根于关冲，溜于阳池，注于支沟，入于天牖，外关也；手阳明根于商阳，溜于合谷，注于阳溪，入于天突⑪、偏历也。'手太阴根于少商，溜于太渊，注于列缺，入于迎香；手少阴根于少冲，溜于神门，

---

①少阳根于窍阴，结于窗笼：窗笼，指听宫穴。《灵枢·根结》此句下有"窗笼者，耳中也"六字。杨上善《太素》卷十经脉标本注："以耳为身窗舍，笼音声，故曰'窗笼'也。"

②太仓：指中脘穴。《甲乙》卷三第十九："中脘，一名'太仓'。"

③廉泉：指舌下两脉，即今经外奇穴中之金津、玉液。《素问·刺疟》："舌下两脉者，廉泉也。"

④厥阴根于大敦，结于玉英：玉英，指玉堂穴。《甲乙》卷三第十四："玉堂，一名'玉英'。"《灵枢·根结》此句下有"络于膻中"四字。

⑤此谓"三结""四根"：按王国瑞所释"四根""三结"意义不明。

⑥有：通"又"。按以下引文出自《灵枢·根结》，与原文略有差异。

⑦复溜：按复溜为足少阴经穴，王国瑞注文有误。《灵枢·根结》作"至阴"。

⑧天容：《甲乙》卷二第五此二字下注文："疑误。"马莳《黄帝内经灵枢注证发微》注："'天容'，当作'天冲'。"

⑨下陵：足三里穴。马莳《黄帝内经灵枢注证发微》注："'下陵'，当作'解溪'。"

⑩少海：即小海穴。按"少""小"为古今字。《甲乙》卷二第五此二字作"小海"二字。刘衡如《灵枢经》校语："'少'，诸书多同此误，应据《甲乙》卷二第五及《素问·气府论》王注改为'小'，以免与手少阴小海混淆。"

⑪天突：按天突为任脉经穴，王国瑞注文有误。《灵枢·根结》作"扶突"。

注于通里，入于极泉；手厥阴根于中冲，溜于太陵，注于内关，入于天池、郄门也①。

用针八法者，迎随，一也；转针，二也；指法，三也；针头②，四也；虚实，五也；阴阳，六也；提按，七也；呼吸，八也。补虚、泻实，损益在此八法。五门者，井、荥、输、经、合也。春刺井，夏刺荥，秋刺经，冬刺合，四季月③刺俞穴。五门一月一同一日，亦有五门同年辰例④。客者，客邪也；主者，主气也⑤。知之者，刺之无有不效。"

---

①手太阴根于少商，溜于太渊，注于列缺，入于迎香；手少阴根于少冲，溜于神门，注于通里，入于极泉；手厥阴根于中冲，溜于太陵，注于内关，入于天池、郄门也：按《内经》未载手三阴根结，王国瑞在注文中补入了手三阴的根、溜、注、入各穴，出处不详。又迎香实属手阳明，并非为手太阴经穴。

②针头：即针头补泻。指在进针之前应用的各种左手辅助手法。头，开始；开始阶段。

③四季月：即四季之月。指每个季节的最后十八日。四季共七十二日，为脾土寄旺之日。按《素问·刺要论》："刺皮无伤肉，肉伤则内动脾，脾动则七十二日四季之月病腹胀、烦、不嗜食。"王冰注："七十二日四季之月者，谓三月、六月、九月、十二月各十二日后，土寄王十八日也。"

④五门一月一同一日，亦有五门同年辰例：指每月各日选取的五输穴相同，也可以按年选用五输穴。一同，等同；全同。同年辰，即同年。例，成例；旧例。

⑤客者，客邪也；主者，主气也：王国瑞释"客"为邪气，"主"为正气，与赋文"主客"原意不符。按主气、客气又为五运六气学说的基本概念。六气分为主气、客气和客主加临。主气是主司全年的风、热（暑）、湿、火、燥、寒六气，用来说明一年中气候的正常变化规律，分为厥阴风木、少阴君火、少阳相火、太阴湿土、阳明燥金和太阳寒水。客气是在天的三阴三阳之气，用来说明一年中气候的异常变化，分为六步，主管上半年的客气称为司天之气，其位在上；主管下半年的客气为在泉之气，其位在下；在司天、在泉之间的客气则称为四间气，分别位于司天、在泉的左右。客主加临是将主气和客气相合来分析和推算气候的常与变，有顺和逆两种。但此处窦汉卿系用"主客"的配穴先后主次来说明"八法""五门"的具体运用，与五运六气学说无关。

徐凤注："根结者，十二经之根结也。《灵枢经》云①：
'太阴根于隐白，结于太仓也②。少阴根于涌泉，结于廉泉
也。厥阴根于大敦，结于玉堂也③。太阳根于至阴，结于目
也④。阳明根于厉兑，结于钳耳也⑤。少阳根于窍阴，结于
耳也⑥。手太阳根于少泽，结于天窗、支正也⑦。手少阳根
于关冲，结于天牖、外关也⑧。手阳明根于商阳，结于扶
突、偏历也⑨。'手三阴之经未载，不敢强注。又云⑩：'四
根者，耳根、鼻根、乳根、脚根也。三结者，胸结、腹结、
便结也。'此言能究根结之理，依上文标本之法刺之，则疾
无不愈也。

---

①《灵枢经》云：按以下引文出自《灵枢·根结》，与原文略有差异。

②太阴根于隐白，结于太仓也：《灵枢·根结》无"也"字。下句并同。

③厥阴根于大敦，结于玉堂也：《灵枢·根结》作"厥阴根于大敦，结于
玉英，络于膻中"。

④太阳根于至阴，结于目也：《灵枢·根结》作"太阳根于至阴，结于命
门。命门者，目也"。

⑤阳明根于厉兑，结于钳耳也：《灵枢·根结》作"阳明根于厉兑，结于
颡大。颡大者，钳耳也"。钳耳，即头维穴。

⑥少阳根于窍阴，结于耳也：《灵枢·根结》作"少阳根于窍阴，结于窗
笼。窗笼者，耳中也"。

⑦手太阳根于少泽，结于天窗、支正也：《灵枢·根结》作"手太阳根于
少泽，溜于阳谷，注于少海，入于天窗、支正也"。

⑧手少阳根于关冲，结于天牖、外关也：《灵枢·根结》作"手少阳根于
关冲，溜于阳池，注于支沟，入于天牖、外关也"。

⑨手阳明根于商阳，结于扶突、偏历也：《灵枢·根结》作"手阳明根于
商阳，溜于合谷，注于阳溪，入于天突、偏历也"。

⑩又云：以下引文出处不详。

八法者，奇经八脉也。'公孙冲脉胃心胸，内关阴维下总同；临泣胆经连带脉，阳维目锐外关逢；后溪督脉内眦颈，申脉阳跷络亦通；列缺肺任行肺系，阴跷照海膈喉咙。'① 五门者，天干配合，分于五也。甲与己合，乙与庚合，丙与辛合，丁与壬合，戊与癸合也。主客者，公孙主、内关客也，临泣主、外关客也，后溪主、申脉客也，列缺主、照海客也。此言用八法，必以五门，推时取穴，先主后客，而无不效也。详载于后。"

杨继洲注："根结者，十二经之根结也。《灵枢经》云：'太阴根于隐白，结于太仓也；少阴根于涌泉，结于廉泉也；厥阴根于大敦，结于玉堂也；太阳根于至阴，结于目也；阳明根于厉兑，结于钳耳也；少阳根于窍阴，结于耳也；手太阳根于少泽，结于天窗、支正也；手少阳根于关冲，结于天牖、外关也；手阳明根于商阳，结于扶突、偏历也。'手三阴之经不载，不敢强注。又云：'四根者，耳根、鼻根、乳根、脚根也。三结者，胸结、肢结、便结也。'此言能究根结之理，依上文标本之法刺之，则疾无不愈也。

针之八法，一迎随，二转针，三手指，四针投②，五虚实，六动摇，七提按，八呼吸。身之八法，奇经八脉'公孙

---

① 公孙冲脉胃心胸，内关阴维下总同；临泣胆经连带脉，阳维目锐外关逢；后溪督脉内眦颈，申脉阳跷络亦通；列缺肺任行肺系，阴跷照海膈喉咙：此即《八脉交会八穴歌》，首见于明代刘纯的《医经小学》，原名《经穴交会八穴》。刘纯注称出自窦汉卿所著之《针经》，但传本《针经指南》中未见此歌。

② 针投：即投针。指进针之前的手法。义同"针头"。投，掷；掷入。

冲脉胃心胸'八句是也。五门者，天干配合分于五也，甲与己合、乙与庚合之类是也。主客者，公孙主、内关客之类是也。或以井、荥、俞、经、合为五门，以邪气为宾客，正气为主人。先用八法，必以五门推时取穴，先主后客，而无不效之理。"

吴昆注："诸经根于四末，谓之'四根'。结于面部、胸部、腹部，谓之'三结'。先病者为本，后病者为标。既穷根结标本，则病邪之巢穴蹊径①，皆在目②矣，治之有不瘥者乎？

八法，公孙、内关、临泣、外关、后溪、申脉、列缺、照海八穴之法。五门，井、荥、俞、经、合五者为经气所出入，若门户焉，故曰'五门'。主客无定位，但当经孔穴谓之'主'，配合兼施孔穴谓之'客'。八法故有主客，五门有母子先后，亦主客也。例之汤液，类有君、臣、佐、使之制乎③！尝见一注云：'八法者，循而扪之，切而散之，推而按之，弹而怒之，抓而下之，通而取之，动而伸之，推而纳之，谓之"八法"'。然此八句虽是《经》言，乃术之粗者。窦公所指八法，开针家一大法门，能统摄诸病者，简易精

---

①蹊径：小路。指病邪入侵的途径。

②在目：在眼前；在视线之中。

③例之汤液，类有君、臣、佐、使之制乎：意指如果拿方药作比较，应该类似于君、臣、佐、使的处方原则吧。

绝①，岂若是之粗陋哉？噫②！道之不明也久矣③。"

李学川注："四根，诸经根于四肢，即井穴也。三结即太阴结于大包、少阴结于廉泉、厥阴结于玉堂也④。"

原文

八脉始终连八会，本是纪纲⑤；十二经络⑥十二原，是为⑦枢要⑧。

集注

王国瑞注："甲光明走乙肝，乙蠡沟走甲胆，丙腕骨走丁心，丁通里走丙小肠，戊丰隆走己脾，己公孙走戊胃，庚偏历走辛肺，辛列缺走庚大肠，壬飞扬走癸肾，癸大钟走壬膀胱，三焦与包络相为表里，此为十二原穴⑨。八脉者，奇经也。有督脉、任脉、冲脉、带脉、阴维、阳维、阴跷、阳跷，是为八脉也。八会者，腑会中脘、脏会章门、筋会阳陵

①精绝：精妙绝伦。

②噫：叹词。表示感叹。

③道之不明也久矣：意指针灸之道不能被正确理解的状况实在是太久了。

④三结即太阴结于大包、少阴结于廉泉、厥阴结于玉堂也：按李学川所注与赋文原意不合。

⑤纪纲：纲纪；法度。

⑥络：既指经络之络，又用作动词，意为络属。

⑦是为：《针灸大全》作"是一"。《针灸聚英》《医统大全》均作"是谓"。

⑧枢要：关键；纲领。

⑨此为十二原穴：按王国瑞所言十二原穴实为十二络穴。

泉、髓会阳辅、血会膈俞、骨会大杼、脉会太渊、气会膻中①，此八穴阴通②八脉，相符③而用。"

徐凤注："八脉者，即奇经也。注见上文。八会者，气、血、脉、筋、骨、髓、脏、腑之会也④，亦注见前。纪纲者，如网之有纲⑤也。此言奇经八脉起止，连及八会，本是人身经脉之纲领也⑥。"

十二经、十五络、十二原穴，俱注见前。此言十二原者，乃十二经络出入门户之枢纽也。"

杨继洲注："八脉者，奇经八脉也。督脉、任脉、冲脉、带脉、阴维、阳维、阴跷、阳跷也。八会者，即上文'血会膈俞'等是也⑦。此八穴通八脉起止，连及八会⑧，本是人之纲领也，如网之有纲也。

十二经、十五络、十二原已注上文。枢要者，门户之枢

———————————

①八会者，腑会中脘、脏会章门、筋会阳陵泉、髓会阳辅、血会膈俞、骨会大杼、脉会太渊、气会膻中：按赋文中"八会"是指八脉交会穴，王国瑞则以八会穴作释，与赋文原意不合。

②阴通：暗通。

③相符：即相合。

④八会者，气、血、脉、筋、骨、髓、脏、腑之会也：按八会并非脏、腑、气、血等八会穴，徐凤所注有误。

⑤纲：提网的总绳。《说文·系部》："纲，维纮绳也。"维纮（hóng，宏）绳，大的网绳。

⑥此言奇经八脉起止，连及八会，本是人身经脉之纲领也：徐凤称奇经八脉起止连及八会，于经无据。

⑦八会者，即上文"血会膈俞"等是也：按杨注沿袭王注、徐注之误。

⑧此八穴通八脉起止，连及八会：按杨注此句不知所云。

纽也。言原出入十二经也。"

吴昆注："此复言八法八穴通于奇经八脉，与之始终，是为八会，本是针家纪纲，诸经变病①，不能出其范围也。尝见一注云：'八会者，血会膈俞、气会膻中、脉会太渊、筋会阳陵泉、骨会大杼、髓会绝骨、脏会章门、腑会中脘，谓之"八会"。'言似是而实非，有何始终连属？悖甚！悖甚！

言取十二经别走之络，及十二经真气游行之原，是为枢机②要法，守约施博③之道也。"

原文

一日刺六十六穴之法④，方见幽微⑤；一时取十二经⑥之原，始知要妙⑦。

---

①变病：指各种不同的疾病变化。

②枢机：枢与机。比喻事物的关键部分。

③守约施博：指操作简易而施与广大。语本《孟子·尽心下》："言近而指远者，善言也；守约而施博者，善道也。"

④一日刺六十六穴之法：指子午流注针法中的养子时刻注穴法。见金·阎明广《子午流注针经》。刺，《普济方》《针灸大全》《针灸聚英》《医统大全》《针灸大成》《针方六集》《类经附翼》均作"取"。

⑤幽微：深奥隐微。

⑥一时取十二经之原：指子午流注针法中的原穴针法。见元·王国瑞《扁鹊神应针灸玉龙经》。十二经，《针灸大全》《针灸聚英》《针灸大成》均作"一十二经"，《类经附翼》《针灸逢源》均作"十二经脉"。

⑦要妙：精深微妙。

集　注

王国瑞注："一日刺六十六穴之法，用甲、丙、戊、庚、壬五穴，每时相配乙、丁、己、辛、癸，一时十穴[①]。五六三十，两手两足相对，共计六十穴[②]。一时平[③]取十二经之原，亦可遍经而已矣[④]。"

徐凤注："六十六穴者，即子午流注井、荥、俞、原、经、合也。阳干注腑三十六穴，阴干注脏三十穴，共成六十六穴。俱载于后《子午流注》图中。此言经络一日一周于身，历行十二经穴。当此之时酌取流注之中一穴用之，则幽微之理可见矣。

[①]一日刺六十六穴之法，用甲、丙、戊、庚、壬五穴，每时相配乙、丁、己、辛、癸，一时十穴：指养子时刻注穴法交贯开穴、并行流注的开穴方法，每时辰开取阴阳相合二经的五输穴。按阎明广《子午流注针经》卷中《三阴三阳流注总说》："人多只知阳干主腑，阴干主脏；刺阴待阴干，刺阳候阳时；如是者，非秘诀云。假令甲日甲戌时胆引气出为井，甲中暗有其己，乙中暗有其庚，故大言阴与阳，小言夫与妇；夫有气则妇从夫，妇有气则夫从妇。故甲戌时胆出气为井，脾从夫行，脾亦入血为井。如是则一时辰之中，阴阳之经相生，所注之穴皆有。他皆仿此。"亦即在甲时开取足窍阴、前谷、陷谷（并过丘墟）、阳溪、委中的同时可顺序开取己时的开穴隐白、鱼际、太溪、中封、少海；在乙时开取大敦、少府、太白、经渠、阴谷的同时可顺序开取庚时的开穴商阳、通谷、足临泣（并过合谷）、阳谷、足三里，等等。王国瑞以阴阳天干配阴阳相合二经五输穴为释，其意反晦。

[②]五六三十，两手两足相对，共计六十：按养子时刻注穴法的每日开穴不分左右，一日开取六十六个五输穴。王国瑞所注有误。

[③]平：均平；齐一。

[④]亦可遍经而已矣：指也可以选取所有十二经五输穴。

十二经原，注见于前。此言一时之中，当审此日是何经所主，当此之时，该取①本日此经之原穴而刺之，则流注之法玄妙始可知矣。"

杨继洲注："六十六穴者，即子午流注井、荥、俞、原、经、合也。阳干注腑，三十六穴；阴干注脏，三十穴；共成六十六穴，具载五卷《子午流注》图中。此言经络一日一周于身，历行十二经穴，当此之时，酌取流注之中一穴用之，以见幽微之理。

十二经原，俱注上文。此言一时之中，当审此日是何经所主，当此之时，该取本日此经之原穴而刺之，则流注之法玄妙始可知矣。"

吴昆注："此子午流注孔穴法也。六阳经皆有井、荥、俞、原、经、合，六六合三十六穴；六阴经无原，以俞代之，五六合三十穴；共成六十六穴。法以十干分主其日：甲日胆、乙日肝、丙日小肠、丁日心、戊日胃、己日脾、庚日大肠、辛日肺、壬日膀胱、癸日肾。三焦寄壬，包络寄癸。阳日阳病取阳经，阴日阴病取阴经，各以所旺日时，取穴开针，次第相生，周而后已，方外②谓之'周天针法'，盖以百刻③而后已也。其理玄奥，故曰'幽微'。

原者，三焦之气所游行者也。用针者，以候气为要妙。

---

①该取：依次选取。该，轮值；依次。

②方外：方外之人。指僧道。

③百刻：一日。一昼夜分为百刻。

候气之法①，子时在手少阴，原曰'神门'；丑时在手太阴，原曰'太渊'②；寅时在手少阳，原曰'阳池'；卯时在手阳明，原曰'合谷'；辰时在手太阳，原曰'腕骨'；巳时在手厥阴，原曰'大陵'；午时在足少阴，原曰'太溪'；未时在足太阴，原曰'太白'③；申时在足少阳，原曰'丘墟'；酉时在足阳明，原曰'冲阳'；戌时在足太阳，原曰'京骨'；亥时在足厥阴，原曰'太冲'。气穴④广矣，独以此为生气之原⑤，按时取刺，知要妙乃尔⑥。"

李学川注："阳干注腑三十六穴，阴干注脏三十穴。

①候气之法：即下文按十二时辰选取十二原穴的方法，以巳时、午时、未时配手三阴，亥时、子时、丑时配足三阴，寅时、卯时、辰时配手三阳，申时、酉时、戌时配足三阳，其中手足同名经所配属的时辰地支两两相对，与□日十二时辰人体气血依次流注于十二经脉的配属方式不同。按此法实际上即是窦汉卿《针经指南》中所叙述的"手足三阴三阳表里支干配合"，十二经五输穴分别与干支阴阳表里相配。吴昆则称按时选穴为"候气"，并且只以按时选取十二经原穴作释。

②丑时在手太阴，原曰"太渊"：按《针经指南》所述，"丑时"当作"未时"。

③未时在足太阴，原曰"太白"：按《针经指南》所述，"未时"当作"丑时"。

④气穴：即腧穴。

⑤独以此为生气之原：特地把这些穴位作为人体元气运行的所在。生气，使万物生长发育之气。即元气。原，本原；根本。

⑥知要妙乃尔：意为只有认识到其中的精深微妙才能懂得这样做的道理。乃尔，方能如此。

《十二经之原歌》[①] 云：'甲出丘墟以太冲，丙居宛骨[②]、阳池[③]同。丁出神门、太陵[④]过，戊当胃脉冲阳通。己出太白庚合谷，辛原本注太渊空。壬归京骨是原穴。癸出太溪跟骨中。'

原文

原夫补泻之法，非呼吸而在手指[⑤]；速效之功，要交正[⑥]而识[⑦]本经。

---

①《十二经之原歌》：出处不详。《针灸聚英》载有"十二经原穴歌"，与此歌文字略有差异。

②宛骨：即腕骨。宛，通"腕"。

③阳池：阳池为三焦经原穴，三焦寄属于壬。李学川附合张景岳"三焦阳腑须归丙，包络从阴丁火旁"之说，故将阳池配属于丙。

④太陵：太陵为心包经三焦原穴，寄属于癸。李学川则将太陵配属于丁。

⑤原夫补泻之法，非呼吸而在手指：推究针刺补泻的方法，不但要配合呼吸，更在于手法的灵活应用。非，非但；不仅。按《针经指南》手指补泻："《经》云：'凡补泻，非必呼吸出内，而在乎手指'，何谓也？故动、摇、进、退、搓、盘、弹、捻、循、扪、摄、按、爪、切者是也。"又《难经·七十八难》："针有补泻，何谓也？然。补泻之法，非必呼吸出内针也。知为针者，信其左；不知为针者，信其右。当刺之时，必先以左手厌按所针荥俞之处，弹而努之，爪而下之，其气之来如动脉之状，顺针而刺之。得气，因推而内之，是谓'补'；动而伸之，是谓'泻'。"窦汉卿并不否定呼吸补泻，《标幽赋》第十二段中便有"留、吸、母以坚长"、"疾、呼、子而嘘短"的论述，《针经指南》中更专列"呼吸补泻"一节。《类经附翼》"在"作"在乎"。

⑥交正：指按十二经的阴阳表里关系取穴。如肺经病，肺经是其正经，大肠经则为交经；大肠经病，大肠经是其正经，肺经则为交经。余皆类推。

⑦识：知道；认识。《类经附翼》作"辨得"。

集注

王国瑞注："《经》云①：'宁失其穴，勿失其经；宁失其时，勿失其气。'古人云有八法，弹②、捻③、循④、扪⑤、摄⑥、按⑦、爪⑧、切⑨，用此如神，故不再执⑩呼吸也。"

徐凤注："此言补泻之法，非但⑪呼吸，而在乎手之指法也。法分十四者，循、扪、提⑫、按、弹、捻、搓⑬、

---

①《经》云：以下引文出处不详。

②弹，针刺后用手指弹动针柄。窦汉卿《针经指南》手指补泻："弹，弹者，凡补时，可用大指甲轻弹针，使气疾行也。如泻，不可用也。"又汪机《针灸问对》卷中："补泻之如气不行，将针轻轻弹之，使气速行。用大指弹之，像左补也；用次指弹之，像右泻也。"

③捻：用手指转动针身。窦汉卿《针经指南》手指补泻："捻，捻者，以手捻针也。务要识乎左右也，左为外，右为内，慎记耳。"

④循：通"揗"。用手指沿经络部位抚摩。窦汉卿《针经指南》手指补泻："循，循者，凡下针于属部分经络之处，用手上下循之，使气血往来而已。"

⑤扪：出针后用手指扪按穴位。窦汉卿《针经指南》手指补泻："扪，扪者，凡补时，用手扪闭其穴是也。"

⑥摄：指用手指甲上下掐切经络部位。窦汉卿《针经指南》手指补泻："摄，摄者，下针如气涩滞，随经络上，用大指甲上下切，其气血自得通行也。"

⑦按：针刺时将针向下插入。《金针赋》："重沉豆许曰'按'。"

⑧爪：进针时用左手指甲切按穴位。窦汉卿《针经指南》手指补泻："爪，爪者，凡下针用手指作力，置针有准也。"

⑨切：进针前用手指甲上下左右掐切穴位处。窦汉卿《针经指南》手指补泻："切，切者，凡欲下针，必先用大指甲左右于穴切之，令气血宣散，然后下针，是不伤荣卫故也。"

⑩执：固执；拘泥。

⑪非但：不仅；不只是。

⑫提：针刺时将针向上升提。《金针赋》："轻浮豆许曰'提'。"

⑬搓：用手指将针作单方向捻转。窦汉卿《针经指南》手指补泻："搓，搓者，凡令人觉热，向外捻针似搓线之貌，勿转太紧。治寒而里卧针，依前转法，以为搓也。"又汪机《针灸问对》卷中："下针之后，将针或内、或外，如搓线之状。勿转太紧，令人肥肉缠针，难以进退。"

盘①、推②、内③、动④、摇⑤、爪、切、进⑥、退⑦、出⑧、摄者是也。法则如斯⑨，巧拙在人之活法⑩。备详《金针赋》内。

---

①盘：斜倒针身，将针作圆周形盘转。主要用于腹部。窦汉卿《针经指南》手指补泻："盘者，为如针腹部，于穴内轻盘摇而已，为盘之也。"又《金针赋》："肚腹盘旋。"

②推：用手指推揉穴位。《素问·离合真邪论》："推而按之。"马莳注："推而按之，谓以指推其穴，即排蹙其皮也。"排蹙（cù，促），排挤。张介宾《类经》卷十九经脉应天地呼吸分补泻注："再以指揉按其肌肤，欲针道之流利也。"

③内（nà，纳）：同"纳"。古今字。入。即进针。

④动：活动针体。窦汉卿《针经指南》手指补泻："动，动者，如气不行，将针伸提而已。"又汪机《针灸问对》卷中："凡下针时，如气不行，将针摇之，如摇铃之状，动而振之。"

⑤摇：摇动针体。用于泻法的出针。窦汉卿《针经指南》手指补泻："摇，摇者，凡泻时，欲出针，必须动摇而出者是也。"

⑥进：将针由浅入深的动作。用于候气。窦汉卿《针经指南》手指补泻："进，进者，凡不得气，男外女内者，及春、夏、秋、冬，各有进退之理，此之为进也。"又汪机《针灸问对》卷中："下针后，气不至，男左女右，转而进之。外转为左，内转为右。春、夏、秋、冬，各有浅深。"

⑦退：将针由深出浅的动作。窦汉卿《针经指南》手指补泻："退，退者，为补泻欲出针时，各先退针一豆许，然后却留针，方可出之，此为退也。"

⑧出：出针。《金针赋》："况夫出针之法，病势既退，针气微松；病未退者，针气如根，推之不动，转之不移。此为邪气吸拔其针，乃真气未至，不可出之，出之者其病即复。再须补泻，停以待之，直候微松，方可出针豆许。摇而停之，补者吸之去疾，其穴急扪；泻者呼之去徐，其穴不闭。欲令腠密，然后吸气。故曰：'下针贵迟，太急伤血；出针贵缓，太急伤气。'"

⑨如斯：如此。

⑩活法：泛指灵活的原则和方法。

交正者，如大肠与肺为传送之腑，心与小肠为受盛之官，脾与胃为消化之官，肝与胆为清净之位，膀胱合肾为津液之官；阴阳相通，表里相应也。本经者，受病之经。如心之病必取小肠之穴兼之。余仿此。言能识本经之病，又要认交经、正经之理，则针之功必速矣。"

杨继洲注："此言补泻之法，非但呼吸，而在乎手之指法也。法分十四者：循、扪、提、按、弹、捻、搓、盘、推、内、动、摇、爪、切、进、退、出、摄者是也。法则如斯，巧拙在人，详备《金针赋》内。

交正者，如大肠与肺为传送之腑，心与小肠为受盛之官，脾与胃为消化之官，肝与胆为清净之位，膀胱合肾，阴阳相通，表里相应也。本经者，受病之经。如心之病，必取小肠之穴兼之，余仿此。言能识本经之病，又要认交经、正经之理，则针之功必速矣。故曰：'宁失其穴，勿失其经；宁失其时，勿失其气。'"

吴昆注："呼吸之法，古人补泻恒[①]用之。补者呼纳针，候吸引针；泻者吸尽纳针，候呼引针；此呼吸道[②]也。然所以为补泻者，不在呼吸之间，而在乎手指动、退、推、纳也。

交正者，十二经别走交会正经之蹊径，络脉是也[③]。本经，受邪之经，针家求此而刺之，功效速矣。"

---

① 恒：常。

② 呼吸道：呼吸补泻的方法。

③ 交正者，十二经别走交会正经之蹊径，络脉是也：按吴昆释"交正"为络脉，与赋文原意不合。

李学川注："义见《宝命全形》《离合真邪》等论。如心病取小肠经穴之类。"

原文

交经缪刺①，左有病而右畔②取；泻络远针③，头有病而脚上针④。

集注

王国瑞注："手足大病，左因右侵凌，右因左攻击⑤。黄帝云⑥：'是动则病经气，更取；所生者病血络，更然。'⑦故上下、前后、左右、腹背，交经平刺⑧之。"

徐凤注："缪刺者，刺络脉也。右痛而刺左，左痛而刺

---

①交经缪刺：即病左取右、病右取左的交叉取穴法，用以治疗络脉的病变。交，交错。缪，异。亦有交错之意。

②畔：边。

③泻络远针：即泻络法和远道取穴法。按《类经附翼》"远针"作"远导"。

④头有病而脚上针：按《灵枢·终始》："病在上者下取之，病在下者高取之，病在头者取之足，病在腰者取之腘。"

⑤左因右侵凌，右因左攻击：指身体右侧的病变会影响到左侧，而身体左侧的病变也会影响到右侧。

⑥黄帝云：以下引文出处不详。

⑦是动则病经气，更取；所生者病血络，更然："更取""更然"语意不明，疑字句或有脱漏。按《难经·二十二难》："《经》言脉有'是动'，有'所生病'。一脉辄变为二病者，何也？然。《经》言'是动'者，气也；'所生病'者，血也。邪在气，气为'是动'；邪在血，血为'所生病'。"

⑧平刺：常规针刺。平，普通；平常。按王国瑞释"缪刺"为常规针刺，与"缪刺"原意不符。

右，此乃交经缪刺之理也。

三阳之经，从头下足，故言头有病，必取足穴而刺之。"

杨继洲注："缪刺者，刺络脉也。右痛而刺左，左痛而刺右，此乃交经缪刺之理也。

三阳之经，从头下足，故言头有病，必取足穴而刺之。"

吴昆注："交经者，刺法与经脉左右相交也①。《经》云②：'身有痛处而经不病者，行缪刺法。'③左病刺右，右病刺左，胸腹病刺四肢，缪其处也。所以然者，络病而经不病故也。

凡缪刺之法，皆是泻络。泻络者远病而针，如头有病而脚上针，乃其道④也。"

原文

巨刺⑤与缪刺各异⑥，微针与妙刺相通⑦。

---

①交经者，刺法与经脉左右相交也：按吴昆释义未明。

②《经》云：按以下引文出自《素问·缪刺论》，与原文略有差异。

③身有痛处而经不病者，行缪刺法：《素问·缪刺论》作"有痛而经不病者，缪刺之"。

④道：方法。

⑤巨刺：与缪刺同为病左取右、病右取左的交叉取穴法，但刺经而不刺络，主要用以治疗经脉的病变。

⑥各异：各不相同。

⑦微针与妙刺相通：微针，微细之针。《灵枢·九针十二原》："欲以微针通其经脉，调其血气，营其逆顺出入之会。"又微针可指微妙的针法，故与"妙刺"义通。妙刺，微妙之刺。《针方六集》"妙刺"作"分刺"。《针灸逢源》"妙刺"作"分刺"，"相通"作"难传"。

集注

王国瑞注："巨、微、妙，毫针之刺；缪，交平而刺①；巨，随气色而针之②；故不同也。"

徐凤注："巨刺者，刺经脉也。痛在左而右脉病者，则巨刺之。左痛刺右，右痛刺左，中其经也。缪刺者，刺络脉也。身形有痛，九候③无病，则缪刺之。右痛刺左，左痛刺右，中其络也。《经》云④：'左盛则右病，右盛则左病。亦有移易⑤者，右痛未已而左脉先病⑥。如此者，必巨刺之。中其经⑦，非络脉也。故络病，其经与经脉缪处，故曰"缪刺"⑧。'此刺法之相同，但一中经，一中络之异耳。

微针者，刺之巧也；妙刺者，针之妙也。言二者之相通。"

杨继洲注："巨刺者，刺经脉也。痛在于左而右脉病者，则巨刺之。左痛刺右，右痛刺左，中其经也。缪刺者，刺络脉也。身形有痛，九候无病，则缪刺之。右痛刺左，左痛刺

---

①缪，交平而刺：按王国瑞释义不明。"交平而刺"应作"交互而刺"。

②巨，随气色而针之：气色，指病人的面色和神态。按王国瑞释"巨"字不确。

③九候：脉诊的九个部位。以头部、上肢、下肢各分天、地、人三部，合为九候。见《素问·三部九候论》。

④《经》云：按以下引文出自《素问·缪刺论》，与原文略有差异。

⑤移易：同义复词。改变；变更。

⑥右痛未已而左脉先病：《素问·缪刺论》作"左痛未已而右脉先病"。

⑦中其经：《素问·缪刺论》作"必中其经"。

⑧故络病，其经与经脉缪处，故曰"缪刺"：《素问·缪刺论》作"故络病者，其痛与经脉缪处，故命曰'缪刺'。"

右，中其络也。此刺法之相同，但一中经，一中络之异耳。

微针者，刺之巧也。妙刺者，针之妙也。言二者之相通也。"

吴昆注："巨刺，刺大经也。痛在于左而右脉病者，则巨刺之。邪客于经，左盛则右病，右盛则左病。亦有移易，左痛未已而右脉先病，如此者必巨刺之，必中其经，非络脉也。缪刺解见上文。

微针者，刺微邪①之针方②，不伤大经者也。《经》曰③：'刺微奈何？曰：按摩勿释，著针勿斥，移气于不足，神气乃得复④。'又曰⑤：'我将深之，适人必革⑥，精气自伏⑦。'皆刺微邪之针方也。九针之内，如镵针、鍉针，皆此妙义。分刺⑧者，刺分肉之间，不犯大经，恐伤经气也。微针亦不

---

①微邪：从我克之脏传来的邪气，称为"微邪"。见《难经·五十难》。

②针方：针刺处方。

③《经》曰：以下引文出自《素问·调经论》，与原文略有差异。

④按摩勿释，著针勿斥，移气于不足，神气乃得复：按摩勿释，指按摩而不停止。释，舍弃；放手。著针勿斥，指持针而不进入。王冰注："按摩于病处，手不释散，著针于病处，亦不推之，使其人神气内朝于针，移其人神令自充足，则微病自去，神气乃得复常。"马莳注："按摩其病处，勿释其手，着针其病处，勿推其针。使移邪气于不足而为衰，复其真气之如故而无亏，则神气自全矣。"按九针中有不刺入皮肤之针法。《灵枢·九针十二原》："'员针'者，针如卵形，揩摩分间，不得伤肌肉，以泻分气。"

⑤又曰：以下引文出自《素问·调经论》。

⑥适人必革：在针刺时一定要加以改变。适，当；到。革，变革；改变。

⑦精气自伏：指病人精气因而伏藏。王冰注："如是胁从，则人怀惧色，故精气潜伏也。"胁从，胁迫别人相从。

⑧分刺：九刺之一。指针刺直达肌肉间隙处的针法。《灵枢·官针》："五曰'分刺'。'分刺'者，刺分肉之间也。"

犯大经，不伤经气。二法虽殊，义相通也①。"

原文

观部分②而知经络之虚实，视沉浮③而辨④脏腑之寒温。

集注

王国瑞注："此言三部九候，刺⑤虚实、寒热、表里也，而后刺法行焉。"

徐凤注："言针入肉分，则以天、人、地三部而进，必察其得气，则内外虚实而可知矣⑥。又云：'察脉之三部，则知何经虚，何经实也。'

言下针之后，看针气缓急，可决脏腑之寒热也⑦。"

杨继洲注："言针入肉分，以天、人、地三部而进，必察其得气，则内外虚实可知矣。又云：'察脉之三部，则知何经虚，何经实也。'

---

①二法虽殊，义相通也：按《针方六集》"妙刺"二字误作"分刺"二字，吴昆由此衍义，而释"微针"为刺微邪之针方，与赋文原意不合。

②部分：指经络局部。

③沉浮：指脉象。《医统大全》《针灸聚英》《医统大全》《医学纲目》《针方六集》《类经附翼》均作"浮沉"。

④辨：《类经附翼》作"见"。

⑤刺：刺探；探查。

⑥言针入肉分，则以天、人、地三部而进，必察其得气，则内外虚实而可知矣：按徐凤以针刺深度天、人、地三部释"部分"，与赋文原意不合。

⑦言下针之后，看针气缓急，可决脏腑之寒热也：按徐凤以针下气机缓急释"沉浮"，与赋文原意不合。

言下针之后，看针气缓急，可决脏腑之寒热也。"

吴昆注："此下二句，以脉言。脉之部分，两寸有余、两尺不足为经满络虚；两尺有余、两寸不足为络满经虚。盖两寸为手太阴之经、两尺为手太阴之络故也①。周身经络有余不足，并准于此②。

脉来浮大，为阳为温，为病在腑；脉来沉细，为阴为寒，为病在脏。"

原文

且夫先令针耀③，而虑针损；次藏口内，而欲针温④。

集注

王国瑞注："古人云：'口温针暖。'毋令针冷，与皮肉相合，故不损折也⑤。"

徐凤注："言欲下针之时，必先令针光耀，看针莫有损坏；次将针含于口内，令针温暖，与荣卫相接，无相触

---

①盖两寸为手太阴之经、两尺为手太阴之络故也：寸部为原穴太渊所在，故称"两寸为手太阴之经"；尺部为络穴列缺所在，故称"两尺为手太阴之络"。

②并准于此：都是以此为标准。准，标准；准则。

③耀：光耀。按《素问·宝命全形论》："手动若务，针耀而匀。"

④次藏口内，而欲针温：指针刺前将针置于口中的方法，古人以为此法可以温针，现已不用。按金·何若愚《流注指微针赋》："口温针暖，牢濡深求。"

⑤毋令针冷，与皮肉相合，故不损折也：按王国瑞释口藏温针是为了不使针具有所损折，与赋文原意不合。

犯①也。"

杨继洲注："言欲下针之时，必先令针光耀，看针莫有损坏；次将针含于口内，令针温暖，与荣卫相接，无相触犯也。"

原文

目无外视②，手如握虎③；心无内慕④，如待贵人。

集注

徐凤注："此戒用针之士，贵乎专心诚意而自重⑤也。令目无他视，手如握虎，恐有伤也⑥。心无他想，如待贵人，恐有责⑦也。《经》云⑧：'凡刺之道，必观其部；心无

---

①触犯：冒犯；冲撞。

②目无外视：指专心针刺，不受外界干扰。无，通"毋"。不；不要。外视，即他视。

③握虎：执持虎符。比喻针刺时须慎重从事。虎，铸有虎形的符节。古代使者持之可调动军马，事关重大，故以"握虎"喻持针。按《素问·宝命全形论》："浅深在志，远近若一，如临深渊，手如握虎，神无营于众物。"《素问·针解》："如临深渊者，不敢堕也。手如握虎者，欲其壮也。神无营于众物，静志观病人，无左右视也。"王冰注："壮，谓持针坚定也。"

④心无内慕：即心无杂念。内慕，别慕。指另有所思。按《类经附翼》"内"字作"私"。

⑤自重：指行为端肃，认真从事。

⑥令目无他视，手如握虎，恐有伤也：按徐凤释"握虎"如字，与赋文原意不合。

⑦责：谴责；责备。

⑧《经》云：以下引文不见于《黄帝内经》及《难经》，出处不详。

别慕，手如擒虎①；犹待贵人，不知日暮；着意②留心，不失其所。'此之谓也。"

杨继洲注："此戒用针之士，贵乎专心诚意而自重也。令目无他视，手如握虎，恐有伤也；心无他想，如待贵人，恐有责也。"

吴昆注："言敬慎③针事如此。"

原文

左手重而多按④，欲令气散；右手轻而徐入，不痛之因⑤。

集注

王国瑞注："手法之原⑥，先要左手在穴重按有准⑦，右手轻捻至分寸⑧，自不痛也。"

徐凤注："言欲下针之时，必先以左手大指爪甲于穴上切之，则令其气散；以右手持针，轻轻徐入，此乃不痛之

---

①手如擒虎：用手持针好像是用手抓住老虎。按《内经》所言"手如握虎"并非是"手如擒虎"，此系望文生义，不足为训。

②着意：集中注意力；用心。

③敬慎：恭敬谨慎。

④多按：原作"勿按"。据《玉龙经》《普济方》《针灸大全》《针灸聚英》《医统大全》《针灸大成》《类经附翼》《针灸逢源》改。《针方六集》作"切按"。

⑤因：依靠；凭借。这里指方法。

⑥原：本原；根本。

⑦有准：准确。有，助词。作名词词头。无义。

⑧分寸：尺度；界限。

因也。"

杨继洲注："下针之时，必先以左手大指爪甲于穴上切之，则令其气散；以右手持针，轻轻徐入，此乃不痛之因也。"

吴昆注："欲令本经真气散去，不至伤损。

穴中阴血不伤，故不痛。"

原文

空心①、恐怯，直、立、侧而多晕②；背目、沉掐③，坐、卧、平而没④昏。

集注

王国瑞注："此明用针规矩法式⑤也。"

徐凤注："空心者，未食之前。此言无刺饥人，其气血未定，则令人恐惧，有怕怯之心；或直立，或侧卧，必有眩晕之咎⑥也。

此言欲下针之时，必令患人勿视所针之处。以手爪甲重切其穴，或卧或坐，而无昏闷之患也。"

---

①空心：空腹。指饥饿时进针。

②晕：晕针。

③背目、沉掐：背目，指进针时避开病人视线。背，朝着相反方向。目，观看；注视。沉掐，指进针前先用指甲重切穴位。沉，重。

④没：无；没有。《针灸逢源》作"弗"。

⑤法式：法度；制度。

⑥咎（jiù，就）：灾患；祸殃。

杨继洲注："空心者，未食之前，此言无刺饥人，其气血未定，则令人恐惧，有怕怯之心；或直立，或侧卧，必有眩晕之咎也。

此言欲下针之时，必令患人莫视所针之处。以手爪甲重切其穴，或卧或坐，而无昏闷之患也。"

吴昆注："空心恐怯，则神失其养；直立倚侧，则体失所依；晕之由也。

背目则神不惊，沉掐则神内定，坐卧平则四体有所倚着①，宜②无昏闷。"

原文

推于十干、十变③，知孔穴之开阖④；论其五行、五脏，察日时之旺衰⑤。

集注

徐凤注："十干者，甲、乙、丙、丁、戊、己、庚、辛、

---

①倚着：依靠；依附。

②宜：当然；无怪。表示事情本当如此。

③十变：即五门十变。

④开阖：指子午流注等时间针法中的开穴和闭穴。

⑤论其五行、五脏，察日时之旺衰：五脏与五行相配，而天干亦与五行相配；天干用于记日、记时，则日、时之天干对五脏病情有一定影响。天干生本脏者，为旺；如心病遇甲乙日时、肝病遇壬癸日时，其病易愈。天干克本脏者，为衰；如脾病遇甲乙日时、肺病遇庚辛日时，其病加重。按《医统大全》"日时"作"时日"。《针方六集》"旺衰"作"兴衰"。

壬、癸也。十变者，逐日临时之变也①。备载四卷《灵龟八法》之中。

五行、五脏俱注见前。此言病于本日时之下，得五行生者旺，受五行克者衰。如心之病，得甲乙之日时者，生旺；遇壬癸之日时者，克衰。余皆仿此。"

杨继洲注："十干者，甲、乙、丙、丁、戊、己、庚、辛、壬、癸也。十变者，逐日临时之变也。备载《灵龟八法》中，故得时谓之'开'，失时谓之'阖'②。

五行五脏，俱注上文。此言病于本日时之下，得五行生者旺，受五行克者衰。如心之病，得甲乙之日时者生旺，遇壬癸之日时者克衰，余仿此。"

吴昆注："此以日时干支五行，推脏腑孔穴之开阖，乃候气法也。"

李学川注："得五行生者旺，受五行克者衰。如心之病得甲乙之日时者生旺，遇壬癸之日时者克衰。余仿此。"

原 文

伏如横弩，应若发机③。

---

①十变者，逐日临时之变也：按徐凤称十变为"逐日临时之变"，释义不确。

②故得时谓之"开"，失时谓之"阖"：语出金·阎明广《子午流注针经》卷上流注经络井荥图说："夫得时谓之'开'，失时谓之'阖'。夫'开'者，针之必除其病；'阖'者，刺之难愈其疾；可不明兹二者乎？"

③伏如横弩，应若发机：语出《素问·宝命全形论》。原文作"伏如横弩，起若发机"。指气之未至，应留针候气，如持弩之待发；气之已至，则应及时施治，如拨机发箭之迅速。伏，伺伏。横弩，未准备发射的弩弓。弩，用机械发箭的弓。应，反应。发机，指拨动弩弓的扳机。机，弩弓上发箭的装置。

集 注

徐凤注："此言用针之捷效，如射之发中也。"①

杨继洲注："此言用针刺穴，如弩之视正而发矢，取其捷效，如射之中的②也。"

吴昆注："气未至而不应，则针偃伏，如横置之弩，扣之不发；气至而应，则迎随补泻，若发机焉，疾莫如之矣③。"

李学川注："言血气未应针则伏横弩，血气既应针则退如发机。"④

原 文

阴交⑤、阳别⑥而定血晕⑦，阴跷⑧、阴维⑨而下胎衣⑩。

①此言用针之捷效，如射之发中（zhòng，众）也：中，箭射着目标。按徐凤以针刺疗效释"伏如横弩，应若发机"，与赋文原意不合。

②中（zhòng，众）的（dì，地）：指箭射中靶心。的，箭靶的中心。

③疾莫如之矣：指疾病无法抵抗。如，相敌；抵挡。

④言血气未应针则伏横弩，血气既应针则退如发机：按李学川所释其义不明。

⑤阴交：指阴交穴或三阴交穴。

⑥阳别：指阳交穴或阳池穴。

⑦血晕：指眩晕因血虚、血瘀等所致者。

⑧阴跷：指照海穴。

⑨阴维：指内关穴。《玉龙经》《普济方》《针灸大全》《针灸聚英》《针灸大成》《针灸逢源》均作"阳维"。

⑩胎衣：胎盘和胎膜。入药称"紫河车"。

集 注

王国瑞注："三阴之交与三阳别走^①、阴跷、阳维，皆治产难、下胎、血晕，此之谓也。"

徐凤注："阴交穴有二，一在脐下一寸；一在足踝上三寸，名'三阴之交'也。此言二穴能定妇人之血晕，又言照海、内关二穴，能下产妇之胎衣也。"

杨继洲注："阴交穴有二，一在脐下一寸；一在足内踝上三寸，名'三阴交'也。言此二穴，能定妇人之血晕。又言照海、外关二穴，能下产妇之胎衣也。"

吴昆注："此经刺法也。阴交，脐下一寸之阴交，足三阴、任、冲所会。阳别，即阳交。一名'别阳'。足少阳所发，在外踝上七寸，为阳维之郄，斜属三阳分肉间^②。言二穴留针，则任脉之虚阳不起，少阳上升之气归原，故可以定血晕。

此络刺法也。阴跷谓照海，足少阴肾脉所发。阴维谓内关，手厥阴心主所发。经脉传注，以次相及，足少阴注手厥阴，一定之序也。肾系胞胎，刺照海则胞胎之气泻而不固，刺内关则所谓'迎而夺之'也。二穴泻其经气，故下胎衣。"

李学川注："任脉阴交、脾经三阴交、膀胱经飞扬，皆主血病。

---

①三阳别走：指三阳经络穴。

②斜属三阳分肉间：指斜行连属于足三阳脉分肉之间。语出《针灸甲乙经》卷三。

肾经照海，三焦经外关。"

原文

痹、厥、偏枯①，迎随俾经络接续②；漏、崩、带下，温补使气血依归③。

集注

王国瑞注："风科有一痹，言风寒湿冷而为痹也。接续，刺包、焦诸穴④。女人血下有四：崩者，急下；漏者，点滴下；渗者，浸浸⑤而下；带者，随便溺而下⑥。荣卫气息安定，方可刺之。"

徐凤注："痹厥者，四肢厥冷麻痹也。偏枯者，中风半身不遂偏枯也。言治此证，必须接气通经，更以迎随之法，使血脉贯通、经络接续也。

漏、崩、带下者，女子之疾也。言有此症，必须温针待

①偏枯：半身不遂。

②迎随俾经络接续：迎随，指或补或泻。俾，使。接续，连接。按此句指应采用接气通经的方法以治疗痹、厥、偏枯诸症。接气通经，即根据各经脉的长度来推算气血运行所需要的呼吸息数，按经施术，以使经气相通、上下相接。手三阳用九呼，手三阴用七呼，足三阳用十四呼，足三阴用十二呼。见金·阎明广《子午流注针经》卷上《流注指微针赋》注文。

③依归：回复。

④接续，刺包、焦诸穴：按王国瑞释"接续"之义与赋文原意不合。

⑤浸浸：形容液体逐渐渗出的样子。

⑥带者，随便溺而下：带即带下，并非下血，亦非随便溺而下，王国瑞所释有误。

暖以补之①，使荣卫调和而归依也。"

杨继洲注："痹厥者，四肢厥冷麻痹。偏枯者，中风半身不遂也。言治此症，必须接气通经，更以迎随之法，使血气贯通、经络接续也。

漏、崩、带下者，女子之疾也。言有此证，必须温针待暖以补之，使荣卫调和而归依也。"

吴昆注："痹、厥、偏枯，乃风寒湿三者为邪，留于经络，经络不得接续而成病也。用针者，察病属于何经，须迎而夺之以去其邪，随而济之以补其正，则病去而气血复矣。气血复其常，宁复有痹厥偏枯乎②？

崩漏带下，乃气血虚寒所致，法宜温针补之③，使气血依归，则崩漏带下之疾去矣。"

原文

静以久留，停针候之④。

---

①必须温针待暖以补之：按赋文所言"温补"指采用温补之法，并非仅用温针，徐凤所释不确。

②气血复其常，宁复有痹厥偏枯乎：按吴昆仅释"迎随"，未释"经络接续"，有失赋文原意。

③法宜温针补之：按吴昆以温针释"温补"，与赋文原意不合。

④静以久留，停针候之：按《素问·离合真邪论》："吸则内针，无令气忤。静以久留，无令邪布。"又："呼尽内针，静以久留，以气至为故。"即施行泻法和补法时均应留针。以，而。《普济方》《针灸大全》《针灸聚英》《医统大全》《针灸大成》《针方六集》《类经附翼》《针灸逢源》"候之"均作"待之"。义同。

集 注

王国瑞注："用针刺产难、崩漏、淹涎①等病，皆可停针留法，罔②不效也。"

徐凤注："此言下针之后，必须静而久停之。"

杨继洲注："此言下针之后，必须静而久停之。"

吴昆注："针出速则病多反复，必久留其针，待病邪去尽，经气平调，然后出针。此承上文而总结之也。"

原 文

必准者③，取照海治喉中之闭塞；端的处④，用大钟治心内之呆痴。

集 注

王国瑞注："照海通阴跷，足少阴经也，可刺喉闭。大钟走足太阳，可刺失心⑤之病。"

徐凤注："照海等穴，俱载折量法中，故不重录。"

吴昆注："此泻络远针之法也。照海，肾经所发，肾脉循喉咙，故主喉中闭塞。

大钟，足少阴络，别走太阳者。少阴肾脉，其支者络

①淹涎：即淹延。指疾病缠绵不愈。
②罔：无；没有。
③者：《类经附翼》作"处"。
④端的（dí，嫡）处：意同"必准者"。端的，正确；确实。
⑤失心：即精神失常。

心，注胸中，故主心内呆痴。此亦远刺法也。"

原文

大抵①疼痛实泻，痒麻虚补②。

集注

王国瑞注："百病麻痒、不仁、清冷者，虚也，可补之；疼痛者，实也，可泻之。"

徐凤注："此言疼痛者热，宜泻之以凉；痒麻者冷，宜补之以暖。"③

杨继洲注："此言疼痛者热，宜泻之以凉；痒麻者冷，宜补之以暖。"

吴昆注："诸疼痛者，为邪气实，法宜泻；诸痒麻者，为正气虚，法宜补。"

原文

体重节痛而俞居，心下痞满而井主④。

————

①大抵：大概；大致上。

②疼痛实泻，痒麻虚补：指疼痛属实宜泻，痒麻属虚宜补。

③此言疼痛者热，宜泻之以凉；痒麻者冷，宜补之以暖：按徐凤以"实"为热，以"虚"为寒，释义与赋文原意有别。

④体重节痛而俞居，心下痞满而井主：指五输穴的主治。《难经·六十八难》："井主心下满，荥主身热，俞主体重节痛，经主喘咳寒热，合主逆气而泻。"按《玉龙经》"节痛"作"节疼"。

集 注

王国瑞注："五门所主不同，井主心下满闷，荥主气热恍惚①，俞②主体节疼痛，经主寒热喘嗽，合主气逆泄利③也。"

徐凤注："俞者，十二经中之俞穴。井者，十二经中之井也。"

杨继洲注："俞者，十二经中之俞。井者，十二经中之井也。"

吴昆注："阳俞木，阴俞土。木主筋，筋根于节；土主肉，肉附于体；故体重节痛而取之于俞。阳井金，阴井木。金为肺，肺病则贲郁④；木为肝，木病则不得条达；故心下痞满而取之于井。二句义本《难经》。"

原 文

心胀⑤、咽痛，针⑥**太冲**而必除；脾冷⑦、胃疼，泻**公孙**

---

①恍惚：迷茫；心神不宁。

②俞：原作"愈"。字讹。据文义改。

③泄利：泄泻。利，泄泻。又通"痢"。痢疾。

④贲（fèn，愤）郁：壅实郁滞。

⑤心胀：指心烦、气短、不能安卧等症。多因寒邪犯心所致。按《针方六集》作"胸胀"。

⑥针：按《针灸逢源》作"刺"。

⑦脾冷：泛指脾的各种寒证。原作"脾痛"。据《普济方》《针灸大全》《针灸聚英》《医统大全》《针灸大成》《针灸逢源》改。

而立愈。

集 注

吴昆注："太冲，足厥阴肝脉所发。肝脉上贯肝膈，布胁肋，循喉咙之后，故主胸胀、咽痛。此远刺法也。

公孙，足太阴脾脉所发，别走阳明者。其经属脾络胃，故主脾痛、胃疼。亦远刺法也。"

原 文

胸满、腹痛刺**内关**，胁疼、肋痛①针**飞虎**②。

集 注

徐凤注："飞虎穴即章门穴也。又云是支沟穴，以手于虎口一飞，中指尽处是穴也③。"

杨继洲注："飞虎穴即支沟穴，以手于虎口一飞，中指尽处是穴也。"

吴昆注："内关，手厥阴心主脉所发，别走少阳者。其经历络三焦，故主胸腹痛。亦远刺法也。

飞虎，支沟也。以虎口交叉，中指飞到处是穴，故曰

---

①胁疼、肋痛：《普济方》《针灸大全》均作"胁痛、肋疼"。《针灸逢源》脱"胁疼"二字。

②飞虎：支沟穴的别名。

③以手于虎口一飞，中指尽处是穴也：指两手虎口相交叉，位于上方之手中指指下即是支沟穴。飞，在上方经过。按据此法取穴，中指下实为外关穴。

'飞虎'。手少阳脉气所发。少阳行于身侧，其经历属①三焦，故主胁疼肋痛。亦远刺法也。"

李学川注："飞虎，三焦经支沟穴。"

原文

筋挛、骨痛而②补**魂门**，体热、劳嗽③而④泻**魄户**。

集注

吴昆注："魂门，足太阳经所发，肝之部也⑤。肝主筋，肝病而筋挛、骨痛者宜取之。此巨刺法也。

魄户，足太阳经所发，肺之部也⑥。肺主气，肺病而体热、劳嗽者宜取之。亦巨刺法也。"

原文

头风⑦、头痛，刺**申脉**与⑧**金门**。眼痒、眼疼，泻**光明**

---

①历属：依次联属。历，依照次序。

②而：《类经附翼》《针灸逢源》均无此字。

③劳嗽：指久嗽成劳或劳极伤肺而致的咳嗽。

④而：《类经附翼》《针灸逢源》均无此字。

⑤魂门，足太阳经所发，肝之部也：魂门、肝俞、筋缩三穴的位置均平第九胸椎棘突下，所治以肝病为主，故称"肝之部也"。

⑥魄户，足太阳经所发，肺之部也：魄户、肺俞、身柱三穴的位置均平第三胸椎棘突下，所治以肺病为主，故称"肺之部也"。

⑦头风：头痛时发时止，作止无常者称头风。

⑧与：《针方六集》作"于"。

与^①地五^②。

集注

徐凤注："地五者，即地五会也。"

杨继洲注："地五者，即地五会也。"

吴昆注："刺申脉于金门，言刺申脉于金门之分也^③。二穴相近，皆足太阳脉所发。足太阳之脉，起目内眦，上额，交巅，从巅至耳上角；其直行者，入络脑，还出别下项；故主头风头痛。此亦泻络远针之法也。

光明、地五会，皆足少阳所发。光明为足少阳络，别走厥阴者。少阳之脉，起于目锐眦，故主眼痒眼疼。亦泻络远针之法。"

李学川注："申脉、金门，足太阳经。

光明、地五会，足少阳经。"

原文

泻阴郄止盗汗，治小儿骨蒸；刺**偏历**利小便，医大人水蛊^④。

---

①与：《针灸大全》《针灸聚英》《针灸大成》《类经附翼》均作"于"。《针灸逢源》作"到"。

②地五：即地五会穴。原作"第五"，据《普济方》《针灸大全》《针灸聚英》《针灸大成》《针灸逢源》改。《医统大全》误作"地户"。

③刺申脉于金门，言刺申脉于金门之分也：赋文"刺申脉于金门"是指刺申脉穴与金门穴，并非是在金门穴处刺申脉穴，吴昆所释有误。

④泻阴郄止盗汗，治小儿骨蒸；刺偏历利小便，医大人水蛊：骨蒸，指骨蒸潮热。多因阴虚内热所致。水蛊，即水鼓。臌胀病之一。主要症状为腹渐胀大，动摇有声，遍身水肿，小便短少等。多因水毒之气结聚于内所致。按本联句为互文，意指刺阴郄、偏历可以医治小儿和大人的骨蒸及水蛊。

集　注

吴昆注："阴郄，手少阴郄也。心血不足，则阳偏胜而生内热，令大人盗汗、小儿骨蒸，故泻阴郄以去内热，内热除则盗汗骨蒸去矣。亦泻络远针之旨。

偏历，手阳明络，别走太阴者。其经属于大肠。大小肠之间为阑门①，主泌别清浊，故刺偏历则大肠气化而阑门通，小便利而水蛊愈矣。亦泻络远针法也。"

原　文

中风**环跳**而②宜刺，虚损**天枢**而③可取④。

集　注

王国瑞注："此一节俞穴明注，不必重解。"

吴昆注："环跳，足少阳脉气所发，少阳为木、为风，故刺中风者宜取之。此巨刺法也。

天枢，足阳明脉气所发。阳明居中土也，万物之母，五脏百骸莫不受其气而母之，故虚损者宜取天枢，刺而灼之可也。"

---

①阑门：七冲门之一。位于大小肠之间的交界部位，因形容此处犹如门户间的门阑而得名。出自《难经·四十四难》。

②而：《医统大全》《类经附翼》《针灸逢源》均无此字。

③而：《医统大全》《类经附翼》《针灸逢源》均无此字。

④取：《玉龙经》作"补"。

原文

由是①午前卯后②，太阴生③而疾温④；离左酉南⑤，月朔死⑥而速冷⑦。

集注

王国瑞注："子、丑、寅三时者，阴中之少阳，不足为用也。午前卯后，乃辰、巳之时，阳中之老阳，可治万病之虚寒。酉、戌、亥三时，阴中之老阴，不足生发也。离左酉南，乃未、申之时，阳中之少阴，可治万病之烦躁者⑧。温

---

①由是：发语辞。于是。由，于。

②午前卯后：指辰、巳两个时辰。卯后为辰，午前为巳。

③太阴生：指农历每月初一之后，十五之前。太阴，月亮。从初一到十五，月相由缺渐圆，故称生。按《针方六集》"太阴"作"太阳"。

④疾温：指应该采用补法。

⑤离左酉南：指未、申两个时辰。离卦属火，为午时，方位在南。离左，指午时之后。即未时。酉时方位在正西。酉南，指酉时之前。即申时。

⑥月朔死：指农历每月十五之后，三十之前。月朔，义同"太阴"。指月亮。从十五到三十，月相由圆而缺，故称死。按"月朔死"原作"月死朔"，据《玉龙经》《普济方》《针灸聚英》《医统大全》《针灸大成》《类经附翼》《针灸逢源》改。《针方六集》作"月魄亏"。

⑦速冷：指应该采用泻法。

⑧子、丑、寅三时者，阴中之少阳，不足为用也。午前卯后，乃辰、巳之时，阳中之老阳，可治万病之虚寒。酉、戌、亥三时，阴中之老阴，不足生发也。离左酉南，乃未、申之时，阳中之少阴，可治万病之烦躁者：按赋文是指针刺补泻必须要与天地阴阳之气的消长相顺应，王国瑞则仅以阳气已盛之时治虚寒、阴气初生之时治烦躁作释，与赋文原意不合。

其虚寒，则针而补之，灸而呵①之；冷其烦燥，则针而泻之，灸而吹之。以丈夫同室女②，妇人比童子治之。"

徐凤注："此以月生死为期，午前卯后者，辰、巳二时也。当此之时，太阴月之生也，是故月廓空无泻，宜疾温之。离左酉南者，未、申二时也。当此之时，太阴月之死也，是故月廓盈无补，宜速冷之。将一月而比一日也。《经》云③：'月生一日一痏，二日二痏，至十五日十五痏；十六日十四痏，十七日十三痏，渐退至三十日一痏也。'④ 月望⑤已前⑥谓之'生'，月望已后谓之'死'；午前谓之'生'，午后谓之'死'也。"

杨继洲注："此以月生死为期，午前卯后者，辰、巳二

---

①呵：呵护。《灵枢·背腧》："以火补者，毋吹其火，须自灭也。以火泻者，疾吹其火，传其艾，须其火灭也。"须自灭，必须让艾火自行熄灭。须，必须。传，当作"傅"。杨上善《太素》卷十一气穴注："傅，音付。以手拥傅其艾吹之，使火气不散也。"须其火灭，必须等待艾火烧旺后熄灭。其火，指吹后烧旺的艾火。

②室女：未出嫁的女子。

③《经》云：按以下文字出自《素问·缪刺论》，与原文有所差异。

④月生一日一痏（wěi，委），二日二痏，至十五日十五痏；十六日十四痏，十七日十三痏，渐退至三十日一痏也：痏，针孔。这里指针刺的数量。《素问·缪刺论》作"月生一日一痏，二日二痏，渐多之；十五日十五痏，十六日十四痏，渐少之"。

⑤月望：望月；满月。阴历每月十五日，太阳正落山时，满月便从东方升起，日月遥遥相望，故名。《初学记》卷一引《释名》："望，月满之名也，日月遥相望也。"

⑥已前：即"以前"。已，通"以"。

时也。当此之时，太阴月之生也，是故月廓空无泻，宜疾温之。离左酉南者，未、申二时也。当此时分，太阴月之死也，是故月廓盈无补，宜速冷之。将一月而比一日也。《经》云：月生一日一痏，二日二痏，至十五日十五痏；十六日十四痏，十七日有十三痏，渐退至三十日一痏。月望已前谓之‘生’，月望已后谓之‘死’；午前谓之‘生’，午后谓之‘死’也。"

吴昆注："午前卯后，三阳生旺之时。用针者，乘时①取气而推纳②之，则疾温矣。

离左酉南，三阳气减之际。用针者，乘时迎泻而动退③焉，则速冷矣。此以阴道右旋推之也④。"

李学川注："午前卯后，辰、巳二时。离左酉南，未、申二时。

月死生数，望前谓之‘生’，望后谓之‘死’；以一月而比一日，午前谓之‘生’，无泻；午后谓之‘死’，无补。"

---

①乘时：乘机；趁势。

②推纳：均指补法。推，进。纳，入。

③动退：均指泻法。动，摇动针身。退，由深出浅。

④此以阴道右旋推之也：指采用拇指退后的捻转泻法。按"阳道左旋，阴道右旋"本属于易学术语，阳道即乾道、天道，以顺时针方向运行，称"左旋"；阴道即坤道、地道，以逆时针方向运行，称"右旋"。针刺补法为补阳气，故应"阳道左旋"，以左旋为补；泻法为泻阴气，故应"阴道右旋"，以右旋为泻。推，指向外用力。

原文

循、扪、弹、怒，留、吸、母以坚长[①]；爪、下、伸、提，疾、呼、子而噓短[②]。

集注

王国瑞注："此言八法[③]，虚补其母，实泻其子也。"

徐凤注："循者，用针之后，以手上下循之，使血气往来也。扪者，出针之后，以手扪闭其穴，使气不泄也。弹、弩者，以手轻弹而补虚也。留吸母者，虚则补其母，须待热至之后，留吸而坚长也[④]。

爪、下者，切而下针也。伸、提者，施针轻浮豆许曰

---

①循、扪、弹、怒，留、吸、母而坚长：循，通"揗"。用手上下揗按。扪，指出针后用手扪闭其穴。弹，指用手指轻弹针身。怒，怒张。指用手指弹击皮肤，使脉络气血充盈。留，指留针。吸，指吸气时出针。为呼吸补泻中的补法。母，指母子补泻法中的补母穴法。坚长，指用上述补法治疗后，患者正气充足，脉坚而长。坚，充实。《玉龙经》《针灸大全》《医统大全》《类经附翼》"怒"字均作"弩"。弩，指用中指弹压针身。《普济方》《针灸聚英》《针灸大成》《针灸逢源》"怒"字均作"努"。努，通"怒"。

②爪、下、伸、提，疾、呼、子而噓短：爪，指用指甲切按穴位皮肤。下，指下针。伸，指略提针。提，指提动其针。疾，指疾出针。呼，指呼气时出针。为呼吸补泻中的泻法。子，指母子补泻法中的泻子穴法。噓短，指用上述泻法治疗后，患者邪气泻去，呼吸气粗的现象消失。噓，呼气。《针方六集》"噓"字作"虚"。

③八法：指针刺八法。注释见前。

④留吸母者，虚则补其母，须待热至之后，留吸而坚长也：按徐凤释义未明。

'提'。疾呼子者，实则泻其子，务待寒至之后，去之速，而嘘且短矣。"

杨继洲注："循者，用针之后，以手上下循之，使血气往来也。扪者，出针之后，以手扪闭其穴，使气不泄也。弹、努者，以手轻弹而补虚也。留吸母者，虚则补其母，须待热至之后，留吸而坚长也。

爪、下者，切而下针也。伸、提者，施针轻浮豆许曰'提'。疾呼子者，实则泻其子，务待寒至之后，去之速，而嘘且短矣。"

吴昆注："以指循环于孔穴之上谓之'循'，即而摩之①谓之'扪'，以指重搏②孔穴谓之'弹'，孔穴赤起③谓之'努'，静置其针谓之'留'，患人气入谓之'吸'，生我经穴谓之'母'，肉著于针④谓之'坚'，闰息而永⑤谓之'长'。言用循、扪、弹、努、留、吸、母诸法，皆所以补虚，虚得其补，则肉坚⑥而息长矣。

以甲掐取孔穴谓之'爪'，针随而入谓之'下'，引出豆许谓之'伸'，针起肉随谓之'提'，急出其针谓之'疾'，

---

①即而摩之：指在局部抚摩。即，就。

②搏：拍；击。

③孔穴赤起：指局部肌肤充血高起。

④肉著于针：指针下坚紧，肌肉紧附针身。

⑤闰息而永：指呼吸时间延长。闰，增添。永，长。

⑥肉坚：指针下气血充实。

患人呵气谓之'呼'，所生经穴谓之'子'，肉不著针谓之'虚'，声微气劣谓之'短'。言用爪、下、伸、提、疾、呼、子诸法，皆所以泻实，实得其泻，则经虚而息短矣。"

李学川注："循、扪，皆摩也。弹、弩者，着力之意。留、吸、坚长，须待热至也。母者，虚则补其母也。

爪、下者，掐穴令气血散，然后下针也。伸即提也。施针轻浮之谓'疾'①。呼、嘘、短，去之速也。子者，实则泻其子也。"

原文

动、退、空、歇，迎、夺、右而泻凉②；推、内、进、搓，随、济、左而补暖③。

集注

王国瑞注："此明左右转针补泻，取手俯、手仰法也。"④

---

①施针轻浮之谓"疾"：按"疾"指快出针的动作，李学川以轻浮释之，不确。

②动、退、空、歇，迎、夺、右而泻凉：动，指将针伸提。退，指退针如豆许。空，指将针略提少许，使针下有空隙。歇，指留针。迎、夺，即"迎而夺之"。指泻法。右，指捻转右转时角度大，用力重。泻凉，即上述方法均为凉泻法。

③推、内（nà，纳）、进、搓，随、济、左而补暖：推、内、进，均指进针。内，同"纳"。入。搓，指将针或左或右搓动，如搓线之状。随、济，即"随而济之"。指补法。左，指捻转左转时角度大，用力重。补暖，即上述方法均为温补法。按《针灸大全》《针灸聚英》《针灸大成》"内"字均作"纳"。

④此明左右转针补泻，取手俯、手仰法也：按王国瑞释义未明。

123

徐凤注："动、退，以针摇动而退。如气不行，将针伸提而已。空、歇，撒手而停针①。迎以针逆而迎之，夺即泻其子也。如心之病，必泻脾胃之子。此言欲泻必施此法也。

推、纳、进者，用针推纳而入也。搓者，犹如搓线之状，慢慢转针，勿令太紧也。随，以针顺而随之。济则济其母也。如心之病，必补肝胆之母。此言欲补必用此法也。"

杨继洲注："动、退，以针摇动而退，如气不行，将针伸提而已。空、歇，撒手而停针。迎，以针逆而迎；夺，即泻其子也。如心之病，必泻脾子，此言欲泻必施此法也。

推纳进者，用针推纳而入也。搓者，犹如搓线之状，慢慢转针，勿令太紧。随，以针顺而随之；济，则济其母也。如心之病，必补肝母，此言欲补必用此法也。此乃远刺寒热之法，故凡病热者，先使气至病所，次微微提退豆许，以右旋夺之，得针下寒而止；凡病寒者，先使气至病所，次徐徐进针，以左旋搓提和之，得针下热而止。"

吴昆注："摇动其针谓之'动'，引针少出谓之'退'，不扣针痛谓之'空'，不复用针谓之'歇'，先邪取穴谓之'迎'②，大泻其邪谓之'夺'，右旋其针谓之'右'。以上诸法皆所以泻实而令热者凉也。

---

①空、歇，撒手而停针：按徐凤释"空"为空闲，与赋文原意不合。

②先邪取穴谓之"迎"：按吴昆释"迎"为取穴在邪气侵袭之先，与赋文原意不合。

持针力入谓之'推'，刺入穴分谓之'纳'，渐次入深谓之'进'，捻转其针谓之'搓'，后邪取穴谓之'随'[①]，引气益之谓之'济'，左旋其针谓之'左'。以上诸法，皆所以补虚而令寒者暖也。"

李学川注："用针摇动而退，伸、提、空、歇以候气行，此谓泻法[②]。

推，推转进针犹搓线之状，慢慢转针，此谓补法[③]。"

原文

慎之！大患[④]、危疾，色脉不顺[⑤]而[⑥]莫针；寒、热、风、阴[⑦]，饥、饱、醉、劳而[⑧]切忌[⑨]。

---

①后邪取穴谓之"随"：按吴昆释"随"为取穴在邪气侵袭之后，与赋文原意不合。

②用针摇动而退，伸、提、空、歇以候气行，此谓泻法：按李学川仅以退针释泻法，失于片面。

③推，推转进针犹搓线之状，慢慢转针，此谓补法：按李学川仅以推转进针释补法，失于片面。

④大患：《针灸大全》《针灸聚英》《医统大全》《针方六集》《类经附翼》均作"大凡"。

⑤色脉不顺：指形色与脉象不相符。

⑥而：《类经附翼》作"者"。

⑦寒、热、风、阴：指大寒、大热、大风和阴雨天气。按《医统大全》"阴"字作"淫"，《针灸逢源》"阴"字作"冷"。

⑧而：《类经附翼》作"须"。

⑨切记：务须记住（不可针灸）。按《素问·刺禁论》："无刺大醉，令人气乱。无刺大怒，令人气逆。无刺大劳人，无刺新饱人，无刺大饥人，无刺大渴人，无刺大惊人。"

集注

王国瑞注："天有六气，阴、阳、风、雨、晦、明；地有六邪，风、寒、暑、湿、温、燥；人有六情，喜、怒、哀、乐、好、恶。共十八事，皆禁忌，不可针也。"

徐凤注："慎之者，戒之也。此言有危笃之疾，必观其形色，而察其脉。若相反①者，莫与用针，恐劳而无功，反获罪②也。

此言针不可轻用。大寒、大热、大风、大阴雨、大饥、大饱、大醉、大劳，凡此之类，决不可用针，实大忌也。"

杨继洲注："慎之者，戒之也。此言有危笃之疾，必观其形色，更察其脉若相反者，莫与用针，恐劳而无功，反获罪也。

此言无针大寒、大热、大风、大阴雨、大饥、大饱、大醉、大劳，凡此之类，决不可用针，实大忌也。"

吴昆注："病人色脉相生者吉；色脉相克者凶，不可更施针治。

寒热风阴，天气之乖和③也；饥饱醉劳，人气④之乖和也；如是者皆不宜刺。"

---

①相反：指脉证不符。
②获罪：指因此而遭到谴责。
③乖和：反常；不合谐。
④人气：正气。指人体的阴阳气血。

原文

望不补而晦不泻，弦不夺而朔不济①。

集注

王国瑞注："望日，魂魄②皆满，血气坚盈，不可补也。晦日，月空③已尽，人气已衰，不可泻也。朔，日月会也。月之阴魄未成，日之阳魂始生，人气亦然，故不可泻也④。上弦，月始生，气血始结，卫气始行，不可夺也。下弦，月始减，人气血亦空，不可迎也。古圣有云⑤：'针刺之法，大禁⑥一月之内晦、朔、弦、望四日。谓之"四忌"'。"

徐凤注："望，每月十五日也。晦，每月三十日也。弦，有上弦、下弦。上弦或初七、或初八；下弦或廿二、廿三也。朔，每月初一日也。凡值此日，不可用针施法也。如暴急之疾，则亦不可拘此。"

---

①望不补而晦不泻，弦不夺而朔不济：望，农历每月十五。晦，农历每月三十。弦，有上弦、下弦，上弦在农历每月的初七、初八，下弦在农历每月的二十二、二十三。朔，农历每月的初一。夺，指用泻法。济，指用补法。按《素问·八正神明论》："故曰：'月生而泻，是谓"脏虚"；月满而补，血气扬溢，络有留血，命曰"重实"；月郭空而治，是谓"乱经"'。"

②魂魄：指人的精神状态。魂，指可离开人的形体而存在的精神。《说文·鬼部》："魂，阳气也。"魄，指依附人的形体而存在的生理本能。《说文·鬼部》："魄，阴神也。"

③月空（kòng，控）：月廓。

④朔，日月会也。月之阴魄未成，日之阳魂始生，人气亦然，故不可泻也：赋文称"朔不济"，与《素问·八正神明论》所言"月生无泻"的施治原则不合。王国瑞则以不可泻作释，于理有据。可从。

⑤古圣有云：按以下引文不见于《黄帝内经》及《难经》，出处不详。

⑥大禁：指最禁忌、最避讳之事。

杨继洲注："望，每月十五日也。晦，每月三十日也。弦有上、下弦，上弦或初七、或初八，下弦或廿二、廿三也。朔，每月初一日也。凡值此日，不可用针施法也。如暴急之疾，则不拘矣。"

吴昆注："人身营气，与太阴同其盈亏①。故当其盈而补，是谓'重实'，令人络有留血；当其亏而泻，是谓'重虚'，令人益困②。"

李学川注："如非急症，不可犯此日忌。"

原文

精其心而穷其法③，无灸艾而坏其皮④；正其理而求其原⑤，免投针而失其位⑥。

---

①人身营气，与太阴同其盈亏：按《素问·八正神明论》："是故天温日明，则人血淖液而卫气浮，故血易泻，气易行；天寒日阴，则人血凝泣而卫气沉。月始生，则血气始精，卫气始行；月郭满，则血气实，肌肉坚；月廓空，则肌肉减，经络虚，卫气去，形独居。"是人身卫气与太阴同其盈亏，并非营气。吴昆所释有误。

②益困：更加窘迫。困，困窘；窘迫。

③精其心而穷其法：指医生应该专心致志，彻底推究针灸的方法。前一"其"字指医者，后一"其"字指针灸之术。

④无灸艾而坏其皮：意为不要妄施灸法，徒然破皮伤肉。其，指病人。原作"无究艾而怀其肝"。据《玉龙经》《普济方》《针灸大全》《针灸大成》《针灸逢源》改。《医学纲目》"皮"字作"肌"。《针灸聚英》"皮"字作"干"。《医统大全》《类经附翼》"皮"字均作"中"。《针方六集》此句作"无灼艾而坏其肌"。

⑤正其理而求其原：指医生应该正确把握医理，寻求疾病的本原，前一"其"字指医道，后一"其"字指病情。

⑥免投针而失其位：意为不要诊治错误，结果针刺无益。其位，指正确的穴位。又《玉龙经》校语："位者，胃也。"

集注

王国瑞注："灸不当其穴，损伤荣血，肝也。刺不中其法，丧败卫气，胃也。"[①]

徐凤注："此言灸也，勉医者宜专心究其穴法，无误于著艾之功，庶不犯于禁忌而坏人之皮肉矣。

此言针也，勉学者要明其针道之理，察病之原，则用针不失其所也。"

杨继洲注："此言灸也，勉医者宜专心究其穴法，无误于著艾之功，庶免于犯于禁忌而坏人之皮肉矣。

此言针也，勉学者要明其针道之理，察病之原，则用针不失其所也。"

吴昆注："脉证为寒、为积、为气虚胃弱者，宜灼艾；为风、为火、为热、为血虚者，不宜灼艾。

病有理有原，必正其理，求其原，何者宜针经，何者宜针络；不然，投针失位无益也。"

---

①灸不当其穴，损伤荣血，肝也。刺不中其法，丧败卫气，胃也：王国瑞以"皮"为"肝"，以"位"为"胃"，故因此释义。按《铜人腧穴针灸图经》夏竦序："去圣寖远，其学难精。虽列在经诀，绘之图素，而粉墨易糅，'豕''亥'多讹；丸艾而坏'肝'，投针而失'胃'。平民受弊而莫赎，庸医承误而不思。"王国瑞注文正同此误。

原 文

避灸①处而②和③四肢④，四十有九⑤；禁刺⑥处而⑦除六俞⑧，二十有二⑨。

集 注

王国瑞注："忌针灸之穴见《针经》第四卷。"

徐凤注："禁灸之穴四十五，更加四肢之井，共四十九也。

---

①灸：《针方六集》作"刺"。

②而：《类经附翼》《针灸逢源》均无此字。

③和：《普济方》《针灸大成》作"加"。

④四肢：和下句"六俞"对偶。按"六俞"位于背部，故此处称"四肢"，以求得赋文格律上的和谐，其中并无深意。

⑤四十有九：《针方六集》作"四十有六"，《类经附翼》《针灸逢源》均作"四十有七"。按明·刘纯《医经小学》的《禁灸穴歌》中载有 45 个禁灸穴位，加上四肢，是为四十九。灸，《针方六集》作"刺"。和，《普济方》《针灸大成》均作"加"。

⑥刺：《针方六集》作"灸"。

⑦而：《类经附翼》《针灸逢源》均无此字。

⑧六俞：指背部的肺俞、心俞、膈俞、肝俞、脾俞、肾俞六穴。按《灵枢·背俞》："肺俞在三椎之间，心俞在五椎之间，膈俞在七椎之间，肝俞在九椎之间，脾俞在十一椎之间，肾俞在十四椎之间，皆挟脊相去三寸所，则欲得而验之，按其处，应在中而痛解，乃其俞也。灸之则可，刺之则不可。"俞，原作"愈"。字讹。据《玉龙经》《普济方》《针灸大全》《针灸聚英》《针灸大成》《类经附翼》《针灸逢源》改。

⑨二十有二：原作"三十有二"。据《普济方》《针灸大全》《针灸聚英》《医统大全》《类经附翼》《针灸逢源》改。《玉龙经》作"一十有二"。按明·刘纯《医经小学》的《禁针穴歌》中载有 22 个禁针穴位。

禁针之穴二十二，外除六腑之腧也。"

杨继洲注："禁灸之穴四十五，更加四肢之井，共四十九也。

禁针之穴二十二，外除六腑之腧也。"

吴昆注①："中心、中肺、中肝、中脾、中肾、中膀胱、中胆、中膈、跗上、阴股、面中、客主人、脑户、膝髌、郄中、膺中、气街、太渊血、缺盆、乳房、乳中、云门、脐中、少阴血、鸠尾、神庭、囟息、左角、人迎、足下中脉、石门、伏兔、会阴、脊髓、承筋、肘内陷、然谷、横骨、青灵、五里、眶上陷、面承泣、三阳络、关节液出、腋胁内陷、孕妇三阴交。

头维、承光、脑户、下关、殷门、丝竹空、人迎、承泣、脊中、乳中、气街、白环俞、渊液、经渠、鸠尾、四白、阳关、石门女子禁、天府、伏兔、瘈脉、哑门、风府、地五会、素髎、睛明、迎香、禾髎、颧髎、心俞、气冲、阴市。"

李学川注："《禁针歌》有二十五穴。"②

---

①吴昆注：按《针方六集》"灸"字作"刺"，故以下吴昆注文中所列均为禁针部位或穴位，其中禁针部位多出自《素问·刺禁论》。

②《禁针歌》有二十五穴：按明·刘纯《医经小学》的《禁针穴歌》中除载有22个禁针穴位外，还就一些特殊情况下的穴位刺禁作了说明，如"孕妇不宜针合谷，三阴交内亦通论；石门针灸应须忌，女子终生孕不成"以及"外有云门并鸠尾，缺盆、客主深晕生；肩井深时亦晕倒，急补三里人还平"之类，所言禁针穴位并不止二十五个。李学川所释不确。

原文

抑又闻高皇抱疾未差，李氏刺**巨阙**而得苏①；太子暴死为厥，越人针**维会**而复醒②。

集注

吴昆注："高皇，金之高皇③。李氏，今不能考。巨阙，心之募也，主五脏气相干④、卒心痛⑤、尸厥。此巨刺也⑥。

太子，虢太子。越人，卢医⑦秦越人也。史称虢太子病

---

①抑又闻高皇抱疾未差，李氏刺巨阙而得苏：高皇及李氏事未详。高皇，指开国帝王，但具体朝代失考。未差，原作"来差"。《玉龙经》《针灸大全》《针灸聚英》《医统大全》《针灸大成》《针方六集》均作"未瘥"。"未""来"二字形近易讹，兹据改。差，同"瘥（chài，差）"。病愈。苏，恢复；病愈。《医统大全》《类经附翼》"抑又闻"三字均作"昔闻"二字。《针灸逢源》"抑又闻"三字作"昔"字。《针灸大全》《针灸聚英》《医统大全》《类经附翼》"得"字均作"复"。《针灸大成》《针灸逢源》"得"字均作"后"。

②太子暴死为厥，越人针维会而复醒：太子，指虢太子。越人，即扁鹊，本名秦越人，战国时名医。扁鹊曾治虢太子尸厥，针维会穴，使之复醒。事见《史记·扁鹊仓公列传》。维会，百会穴。或指神阙穴。《循经考穴编》："神阙，一名'维会'。"《针方六集》"复"字作"得"。

③金之高皇：指金太祖完颜阿骨打。按吴昆误以窦汉卿为金人，故释"高皇"为金之高皇。

④相干：互相干扰；互相干犯。

⑤卒（cù，猝）心痛：突然发作的心痛。卒，突然。

⑥此巨刺也：按巨刺为交经刺法，病左取右，病右取左。巨阙系任脉经穴，位于上腹部，前正中线上，脐中上6寸。吴昆称刺巨阙为巨刺法有误。

⑦卢医：春秋时名医扁鹊的别称。杨玄操《黄帝八十一难经注》序："《黄帝八十一难经》者，斯乃勃海秦越人之所作也。……以其与轩辕时扁鹊相类，乃号之为'扁鹊'；又家于卢国，因命之曰'卢医'。"

尸厥，扁鹊为之刺三阳五会，有间，太子苏。则百会穴也。此云维会，则非百会。《针经》云①：'脐中，一名"维会"。'谓扁鹊当时取此穴耳。盖人之生，尝以此穴受母之气；刺家能取此穴，调其厥逆，使之冲和②，亦何嫌于刺哉？脐中为是，古之神良，固未尝以禁刺胶鼓③也。"

李学川注："秦越人过虢，虢太子死未半日。越人诊其脉曰：'太子之病为尸厥，脉乱，故形如死也。乃使弟子子阳砺针砥石，以取外三阳五会，即任脉中极穴。一名'玉泉'也。盖手之三阳脉维于玉泉，又足三阴、任脉之会，故曰'维会'。"

原文

肩井、曲池，甄权刺臂痛而复射④；**悬钟、环跳，华佗刺躄足而立行⑤。**

集注

吴昆注："鲁州刺史库狄钦患风痹，甄以取此二穴刺之，

①《针经》云：以下引文出处不详。

②冲和：淡泊平和。语本《老子》："冲气以为和。"

③胶鼓：即胶柱鼓瑟。比喻固执拘泥，不知变通。语出《史记·廉颇蔺相如列传》："王以名使括，若胶柱而鼓瑟耳。括徒能读其父书传，不知合变也。"

④甄权刺臂痛而复射：甄权，隋唐名医。隋鲁州刺史库狄钦患风痹，手不能屈伸，甄权为针肩髃，立能援弓引射。事见《旧唐书》。《医统大全》《类经附翼》《针灸逢源》"复"字均作"即"。

⑤华陀刺躄（bì，壁）足而立行：华陀，东汉末期名医。躄足，跛足；瘸腿。华陀取悬钟、环跳治躄足事未详。

立能援弓引射。亦经刺也。

悬钟为络刺，环跳为经刺，皆足少阳经所发；足少阳为甲木，故主风，能治躄足。"

原文

秋夫针**腰俞**而鬼免沉疴①，王纂针**交俞**而妖精立出②。

集注

吴昆注："医，文③从'巫'，以其通于鬼神也；故治鬼出妖，不为幽妄④。圣人不语，术士⑤传焉。余煮针方⑥中，主以五毒⑦。五毒者，官桂⑧、川乌、鬼白、狼毒、自然铜

---

①秋夫针腰俞而鬼免沉疴（kē，科）：秋夫，即徐秋夫，南北朝时刘宋医家。徐秋夫曾缚草作人，针腰俞、肩井二穴，愈鬼腰痛。事见《续齐谐记》。沉疴，久病；重病。疴，病。《针灸逢源》"腰俞"作"腰目"。腰目，即腰眼。腰部两侧的凹陷处，在后正中线旁开3～4寸，约与腰阳关相平。《医统大全》"免"作"起"。

②王纂针交俞而妖精立出：王纂，南北朝时刘宋医家。王纂曾针一女，为魅所惑，针后魅出而病愈。事见《异苑》。交俞，所指何穴不详。或指交会穴。

③文：字；文字。

④不为幽妄：并不是虚妄不实之事。幽，指阴间。妄，虚妄；不实。

⑤术士：指以医卜星相为职业的人。

⑥煮针方：煎煮针具的药方。古代常将药物与针具同煮，以解针具之毒。《针灸聚英》卷三："按煮针非《素问》意，今依法煮之，以解铁毒，此有益无害也。"按历代医籍记载的煮针方均有所不同。

⑦主以五毒：以五种毒药为主。

⑧官桂：上等的肉桂。李时珍《本草纲目》引苏颂："牡桂皮薄色黄少脂肉者，则今之官桂也。曰'官桂'者，乃上等供官之桂也。"

也。复用真人手符①，为降魔驱妖计②也。交俞，非古穴。说者③以为人中、三阴交，近是④。"

李学川注："《续齐谐记》⑤：'徐秋夫疗腰痛鬼，缚茅作人，为针腰目二处。'交俞未详。"

原文

刺⑥**肝俞**与**命门**⑦，使瞽⑧士视⑨秋毫之末⑩；取⑪**少阳**⑫与**交别**⑬，俾聋夫听夏蚋⑭之声。

---

①真人手符：道士书写的符箓。真人，道家指修真得道的人。符，符书；符箓。

②计：计虑；考虑。

③说者：指某个解说的人。者，置于动词之后，组成"者"字结构，用以指代人。

④近是：大致正确。

⑤《续齐谐记》：志怪小说集。南朝梁吴均撰。南朝刘宋时东阳无疑曾撰有《齐谐记》7卷，已佚。吴均续作1卷，因称此名，但亦散佚不全，现存传本中只有17条。徐秋夫疗鬼腰痛一事见于其中"徐秋夫"条。

⑥刺：《针灸大全》《医统大全》《类经附翼》《针灸逢源》均作"取"。

⑦命门：一指督脉的命门穴，一指足太阳膀胱经的睛明穴。

⑧瞽（gǔ，古）：目盲。

⑨视：《类经附翼》《针灸逢源》均作"见"。

⑩秋毫之末：秋天鸟兽身上新长出细毛的尖端。

⑪取：《针灸大全》《医统大全》《医学纲目》《类经附翼》《针灸逢源》均作"刺"。

⑫少阳：即听会穴。

⑬交别：即阳池穴。

⑭蚋（ruì，锐）：蚊子一类的昆虫。

集 注

徐凤注："此引先师①用针，有此立效之功，以励学者用心之诚耳。"

杨继洲注："此引先师用针，有此立效之功，以励学者用心之诚。"

吴昆注："肝俞，足太阳脉气所发，肝气于此转输，故曰'肝俞'。目为肝之窍，故刺之。命门，非督之命门，亦非任之命门。《灵枢·根结论》曰："命门者，目也。"谓睛明穴。此治外障法也。治内障者，宜刺睛中穴。其法：候于暑月，先以凉水沃之，以凝其血；次用三棱针开穴，继以黄金毫针刺入，拔去内障。五年、十年不见物者，立能见物，复明如旧。其刺始于龙木禅师②，详载《大藏经》中，神妙者也。所以必用凉水者，非水凉之则血不凝，能令③血贯瞳仁④不能复治矣。如水凉之不足，为患亦同，故于将出针时，宜更以凉水沃之。所必候暑月，不足以胜凉水故也。识之！慎之！

取少阳，取其结于耳者，翳风是也。为手足少阳之会。

---

①先师：前辈老师。

②其刺始于龙木禅师：龙木禅师，即龙木王菩萨。按金针拨障术出自《龙木论》。《龙木论》，又称《秘传眼科龙木论》，撰者不详。是我国现存最早的眼科专著，此书详细介绍了白内障针拨技术的术前检查、手术操作及术后调护等内容，多认为是在唐代《龙树菩萨眼论》基础上增补而成。宋·刘昉《幼幼新书》中称："《龙树论》四卷，……此书莫知所从，世言龙木王菩萨之书。"

③能令：假如；如果。

④瞳仁：即瞳孔。又称瞳神。

交于手少阳者为内关，别于手少阳者为外关；交于足少阳者为蠡沟，别于足少阳者为光明①。内关与外关平等，光明与蠡沟亦平等，皆一针取二穴者也②。手、足少阳脉皆入耳，故治耳聋。此亦泻络远针之法。"

李学川注："交，谓手足少阳二脉之交会。翳风、角孙、禾髎穴也。别，谓手少阳之别。外关也。"

原文

嗟夫③！去圣逾远④，此道渐坠⑤。
或不得意⑥而散⑦其学，或衒⑧其能而犯禁忌。

---

①交于手少阳者为内关，别于手少阳者为外关；交于足少阳者为蠡沟，别于足少阳者为光明：指手厥阴络内关与手少阳相交，外关为手少阳之别络；足厥阴络蠡沟与足少阳相交，光明为足少阳之别络。按吴昆释"交别"为手足少阳、手足厥阴的四个络穴，与赋文原意有别。

②皆一针取二穴者也：指内关与外关两穴以及光明与蠡沟两穴都可以采用相互透刺的方法。

③嗟夫：叹词。表示感叹。

④去圣逾远：意为距离《黄帝内经》时代已经很遥远了。去，距；离开。圣，指古代黄帝等名医。逾远，遥远。《玉龙经》《针灸聚英》《医统大全》《针方六集》《类经附翼》"逾"字均作"愈"。

⑤此道渐坠：指针灸之术逐渐衰落。道，技艺；技术。这里指针灸。坠，衰落。

⑥意：精华；精微。

⑦散：疏略。

⑧衒（xuàn，炫）：炫耀。《普济方》《针灸大全》《针灸聚英》《医统大全》《针灸大成》《针方六集》均作"愆"。《医学纲目》作"眩"。《类经附翼》《针灸逢源》均作"幸"。

愚庸①志浅②，难契于玄言③；至道④幽深，得之者有几？偶述斯言，不敢示诸明达者焉，庶几乎童蒙之心启⑤。

集注

徐凤注："此先师叹圣贤之古远，针道之渐衰，理法幽深，难造其极⑥，复以谦逊之言以结之。吁⑦！窦太师乃万世之师，穷道契玄⑧，尚且谦言以示后学；世俗之徒知一二而自矜自伐⑨者，岂不愧哉！"

---

①愚庸：《医统大全》作"庸愚"。

②志浅：志向浅薄。原作"忘浅"。"志""忘"二字形近易讹。据《玉龙经》改。《普济方》《针灸大全》《针灸聚英》《医学纲目》《针灸大成》《针灸逢源》均作"智浅"。《医统大全》《类经附翼》均作"知浅"。知，同"智"。

③难契于玄言：难以领会深奥的道理。契，相合；切合。玄言，深奥的道理。《类经附翼》"玄言"作"玄微"。《针灸逢源》"玄言"作"元微"。

④至道：针灸之道。至，极；极善。道，指针灸的理论和方法。针灸救死扶伤，治病除疾，故称"至道"。

⑤偶述斯言，不敢示诸明达者焉，庶几乎童蒙之心启：不敢，谦词。诸，之于的合音。明达者，指对事理认识明确而透彻的人。庶几，推测之词。意为差不多。童蒙，指初学者。心启，即启心。开导启发。按《医统大全》《类经附翼》《针灸逢源》均无此句。

⑥难造其极：指难以充分理解和把握。造，到；去。极，尽头；极点。

⑦吁（xū，虚）：叹词。表示感叹。

⑧穷道契玄：穷究医道，领悟玄妙。穷，穷尽；穷究。契，体会；领悟。

⑨自矜自伐：即自夸。"矜""伐"二字义同，均指自我夸耀。

主要参考书目

[1] 佚名.黄帝内经素问[M].影印本.北京:人民卫生出版社,1956.

[2] 佚名.灵枢经[M].影印本.北京:人民卫生出版社,1956.

[3] 王九思.难经集注[M].影印本.北京:人民卫生出版社,1956.

[4] 杨上善.黄帝内经太素[M].北京:人民卫生出版社,1965.

[5] 王惟一.新刊补注铜人腧穴针灸图经[M].影印本.北京:人民卫生出版社,1955.

[6] 窦汉卿.针经指南[M]//窦桂芳集.针灸四书.明成化癸巳罗氏竹坪书堂新刊本.

[7] 王国瑞.扁鹊神应针灸玉龙经[M]//四库全书珍本初集本.上海:商务印书馆,1935.

[8] 滑伯仁.校注十四经发挥[M].上海:科技卫生出版社,1958.

[9] 滑伯仁.难经本义[M].南京:江苏科学技术出版社,2008.

[10] 朱橚.普济方[M].北京:人民卫生出版社,1959.

[11] 徐凤.针灸大全[M].北京:人民卫生出版社,1958.

[12] 高武.针灸聚英[M].上海:上海科学技术出版社,1961.

[13] 徐春甫.古今医统大全[M].合肥:安徽科学技术出版社,1995.

[14] 楼英.医学纲目[M].北京:中国中医药出版社,1996.

[15] 马莳.黄帝内经素问注证发微[M].北京:人民卫生出版社,1998.

[16] 张介宾.类经[M].北京:人民卫生出版社,1965.

[17] 张介宾.类经图翼(附:类经附翼)[M].北京:人民卫生出版社,1965.

[18] 杨继州.针灸大成[M].北京:人民卫生出版社,1963.

[19] 郭君双主编.吴昆医学全书[M].北京:中国中医药出版社,1999.

[20] 李学川.针灸逢源[M].清同治刻本.

[21] 森立之.素问考注[M].北京:学苑出版社,2002.

[22] 黄龙祥.针灸名著集成[M].北京:华夏出版社,1996.

[23] 李鼎,王瑞珍,李磊.《子午流注针经》《针经指南》合注[M].上海:上海科学技术出版社,1998.